口腔失败病例处理
Retreatment of Failures in Dental Medicine

种植再治疗图谱
A Surgical Atlas Step-by-Step Clinical Procedures

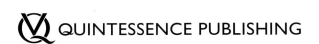

QUINTESSENCE PUBLISHING

Berlin | Chicago | Tokyo
Barcelona | London | Milan | Mexico City | Moscow | Paris | Prague | Seoul | Warsaw
Beijing | Istanbul | Sao Paulo | Zagreb

口腔失败病例处理

Retreatment of Failures in Dental Medicine

种植再治疗图谱

A Surgical Atlas Step-by-Step Clinical Procedures

（意）乔治·塔巴内尔　编著
（Giorgio Tabanella）

徐淑兰　主译

北方联合出版传媒（集团）股份有限公司
辽宁科学技术出版社
沈 阳

This is translation edition of Retreatment of Failures in Dental Medicine—A Surgical Atlas, by Giorgio Tabanella, first published by Quintessence Publishing Deutschland

© 2019 Quintessenz Verlags-GmbH, Berlin

©2021，辽宁科学技术出版社。

著作权合同登记号：06-2020第128。

图书在版编目（CIP）数据

口腔失败病例处理 /（意）乔治·塔巴内尔（Giorgio Tabanella）编著；徐淑兰主译. —沈阳：辽宁科学技术出版社，2021.1
ISBN 978-7-5591-1693-2

Ⅰ. ①口…　Ⅱ. ①乔…　②徐…　Ⅲ. ①口腔科学—病案　Ⅳ. ①R78

中国版本图书馆CIP数据核字（2020）第145835号

出版发行：辽宁科学技术出版社
　　　　　（地址：沈阳市和平区十一纬路25号　邮编：110003）
印　刷　者：上海利丰雅高印刷有限公司
经　销　者：各地新华书店
幅面尺寸：210mm×285mm
印　　张：12.5
插　　页：5
字　　数：250千字
出版时间：2021年1月第1版
印刷时间：2021年1月第1次印刷
策划编辑：陈　刚
责任编辑：苏　阳
封面设计：袁　舒
版式设计：袁　舒
责任校对：李　霞

书　　号：ISBN 978-7-5591-1693-2
定　　价：298.00元

投稿热线：024-23280336
邮购热线：024-23280336
E-mail:cyclonechen@126.com
http://www.lnkj.com.cn

主译简介
Introduction of Chief Translator

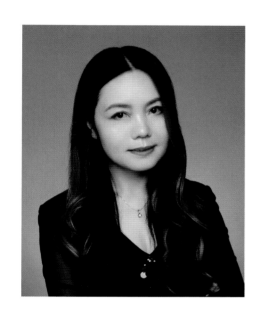

徐淑兰

主任医师，教授，南方医科大学口腔医院种植中心主任，南方医科大学研究生导师。中华口腔种植专业委员会副主任委员，广东省医学教育协会口腔种植学专业委员会主任委员，广东省口腔医学会种植学专业委员会副主任委员，广东省临床医学学会牙种植学专业委员会副主任委员。教育部学位中心评审专家，江西省科技项目评审专家，贵州省科技项目评审专家，四川省科技项目评审专家，广东省干部保健专家。广东省医学会医学鉴定专家库成员，广州市医学会医疗事故技术鉴定专家库专家成员，广东省口腔医学会第四届理事会理事，亚太区口腔种植协会常务理事，欧洲骨整合学会（EAO）会员。《Clinical Implant Dentistry and Related Research》中文版特邀编委，《The International Journal of Oral & Maxillofacial Implants》中文版编委，《口腔疾病防治》常务编委，《实用医学杂志》评审，参编专著5部，在国内外专业期刊共发表学术论文86篇。北京大学医学网络教育学院"口腔种植技术远程培训"授课专家。主持国家卫生部和省级基金项目8项，主要参与国家自然科学基金、国家"十一五"攻关和省级基金项目5项，主持广东省教育厅临床教学基地教学改革研究项目1项。培养和指导硕士、博士研究生及进修生80多名。曾多次赴美国、德国、瑞士、西班牙、日本、韩国等医学院校做学术专题演讲、学术交流和访问。主持和组织了在华南地区颇具影响力的学术会议——粤港澳台口腔种植高峰论坛。目前已完成近万例种植手术，尤其对严重萎缩无牙颌的种植治疗和即刻种植即刻修复具有丰富的临床经验。

译者名单
Translators

主译

徐淑兰（南方医科大学口腔医院）

译者名单（按姓氏拼音排序）

黄翔雨（南方医科大学口腔医院）　　吴靖漪（南方医科大学口腔医院）

李少冰（南方医科大学口腔医院）　　许　言（南方医科大学口腔医院）

赖春花（南方医科大学口腔医院）　　杨　烁（南方医科大学口腔医院）

林　曦（南方医科大学口腔医院）　　周立言（南方医科大学口腔医院）

孙天语（南方医科大学口腔医院）　　朱培君（南方医科大学口腔医院）

吴王喜（南方医科大学口腔医院）

中文版序言
Foreword

口腔种植学在全球高速发展，目前通过牙种植完成牙缺失后修复及功能重建已经成为临床首选治疗方案。近年来，由于牙种植系统表面处理及结构设计的改进，使其临床应用适应证不断扩大，治疗周期不断缩短。本书作者凭借丰富的临床经验，对几例具有代表性的、较复杂的临床典型病例的治疗，从计划方案制订、操作细节、治疗效果等方面进行了详细的展示。为临床医生对同类病例治疗方案的制订、治疗流程和手术操作的标准化提供了可参考的文献资料，使其以较短的治疗时间完成理想的种植修复。

本书主译徐淑兰教授，多年来从事口腔种植学研究及临床工作。积累了丰富的口腔种植学理论知识及临床经验。她在众多的口腔种植学专著中选择了本书进行了认真的翻译校对，并将其奉献给广大读者。相信中文译版会对国内口腔种植医生提供有益的参考，推动国内口腔种植的普及、进步和发展。

最后，向传播口腔种植知识的专家们致以由衷的敬意和感谢！

周磊
2020年5月
于广州

序言
Foreword

口腔种植体宏观和微观结构设计的改革有利于提高种植体植入时的初期稳定性（锥形种植体），并且在一定程度上可促进和加快骨整合的过程（适度粗糙种植体表面）。相应地，人们对种植手术程序也进行了调整，从而能更好地利用这些优化设计，以提高拔牙后的即刻种植、一期种植术后的早期/即刻、功能/非功能负载和骨增量术的疗效。报道结果显示，所选定这些患者的种植成功率与较耗时传统技术的成功率相似。

本书简洁、丰富的图片和生动的手术视频正是对以上治疗程序进行了非常到位的细节解析，并附有详细的病例资料、影像学检查和合理的治疗计划。本书收集和列举的系列典型复杂病例都是针对临床患者因小事故或依从性不佳、不成功的牙科治疗史所导致的病变牙齿，医生接诊后，是如何通过谨慎的拔牙术、即刻种植手术和以牛骨材料为主的骨增量手术等种植手段来完美解决问题的。通过减少种植手术次数，一定程度地缩短了总体治疗时间，同时能给予患者健康的组织和种植体/牙支持式修复体逼真的美学效果。值得欣慰和令人高兴的是，以上的处理方式促使多数患者增加了对就诊医生的信任和积极配合医生治疗的信心。

总而言之，本书收集和列举的这些口腔治疗失败、后经过种植成功再治疗的临床典型病例，可作为从事口腔种植专业医生的外科操作指引。

Göteborg
The Brånemark Clinic
Bertil Friberg, DDS, MDS, PhD
2019年6月16日

中文版前言
Preface

50年来，口腔种植已经发展成为牙缺失治疗最理想的修复方法之一。口腔种植的成功目标也已经从最初的实现种植体的骨整合，提高到实现种植修复体的美学和功能的长期稳定性。当今，每年数以千万计的种植体被植入患者口内，以恢复缺失牙的美学和功能，重拾患者的自信心和幸福感。但是，在口腔种植技术不断完善和业务海量增长的繁荣景象下，仍会存在一些并发症和失败的病例，这些棘手的临床问题常使医生们感到不安和焦虑。

在口腔种植领域，成功的种植修复都是相似的，但失败的种植病例却各有不同原因。优秀的口腔种植医生毕生都在追求和实现种植修复体最逼真的仿生效果。而从各种失败的病例中寻求原因，形成全面深刻的认识和总结，并且有针对性地进行成功的再治疗，这也是种植学科发展的重要途径之一。面对阴暗，我们不畏惧。驱散阴影，需要的可能是再点亮一支蜡烛。

本书选取的都是经历过牙科治疗失败的病例，从这个全新的视角出发，带给读者非同凡响的思维体验。这些病例往往具有更大的挑战，患者在经历失败的治疗之后，常常对医生和再治疗的信任感大大降低，患者心存疑虑则需要医生更多地与患者沟通和做更细致的工作。从本书的4个病例中了解到，医生一定要有全面的口腔诊疗思维和专业、规范的治疗手段，同时还要顾及患者的心理状态。只有在合理的治疗目标下，努力通过系统、有效且逻辑清晰的治疗步骤，才会最终获得令患者满意的理想疗效。

本书不仅仅给予我们对治疗失败病例种植修复的成功经验，也给予了我们面对并且战胜困难的勇气和信心。本书作者Tabanella医生缜密的诊疗过程，使我们似乎能感受到他的淡然和不服输的勇气。同时让我们能体会到：医生的每一次突破与创新都离不开患者的支持和信任，是他们成就了医生的成长和进步。希望我们从本书中能有更多的启发和收获。

非常感谢我的团队和研究生们，是他们专业严谨的精神和不计辛苦的付出让本书的中文译版得以面世。还要特别感谢我们的恩师周磊教授在百忙之中，对此书的翻译给予了热情的帮助，并作序。也希望我们团队未来能完成更多的作品。

徐淑兰
2020年5月
于广州

致谢
Acknowledgments

作者衷心感谢Lorena Bordi为此书的撰写所提供的帮助，感谢Emanuele Nicolini医生在拍摄手术过程中所提供的技术支持。

引言
Introduction

口腔并发症或治疗失败是疾病治疗过程中发生的不良结果。这些不良结果可能是医源性的，并且影响着疾病的预后。并发症或治疗失败在不同级别的组织、团队和工作环境中都会发生，并且使经历这些情况的职业医生产生强烈的负面情绪。然而，即使医生拥有渊博的知识、精湛的技术和遵循最佳实践指南的卓越执行力，一旦发生了并发症或失败，对患者的伤害都是无法避免的。当然这些失败也可能与患者的个人行为相关，因为成功的治疗效果不仅取决于医护人员，患者也在其中扮演着重要的角色。患者较差的依从性可直接导致失败的发生，例如吸烟习惯、不良的口腔卫生或者不遵循术后医嘱。

在社会上，人们往往普遍认为药物或医生的干预能使任何医疗问题得以解决。这个观点并非是绝对正确的：因为失败是医学的一部分。

另外，医疗错误是一类可以被避免的，同时对患者有害的不良事件。它可以发生在治疗过程的不同阶段：诊断、预后判断、治疗过程及相关技术。在医学界，这种类型的失误普遍被认为是人为差错。医疗失误的相关因素各异，包括缺乏临床经验的医生、新接触的程序、患者年龄、复杂或紧急的治疗、不充分的沟通、不准确的信息资料、不充足的辅助检查、不恰当的治疗方案设计和错误的判断。从业医生的相关危险因素包括思维偏见、睡眠不足、疲劳、抑郁和精神倦怠。

大多数医疗的成功都是建立在高投资、高成本的基础上，削减成本的措施可能对治疗结果产生不利的影响。因此，一些治疗费用是部分患者负担不起的，故这些患者会感受到自己错过了最先进治疗方案所带来的利益。

某些治疗失败可能与医学行业的局限性相关；另外，当医生的关注点在自身而不在于患者最佳治疗方案的制订上，可能会发生其他情况。这个风险可能导致医学行业信誉的丧失。

极少数的医生可以坚称自己在职业生涯中，没有治疗失败的经历。可以这样认为，最佳素质的医生经历的治疗失败次数较少，也同时具备处理失败病例的能力。事实上，医学对于某些疾病的治疗可能存在一定的局限性。

然而，并发症和失败发生之后的积极思考是至关重要的。承认错误的好处是非常有益的；思考如何避免治疗失败的做法也是极其重要的。此外，并发症和失败是大多数富有竞争力的专业领域的固有部分。最好的方法是尝试着从不良事件中吸取教训，对于医生来讲，这些都将有助于他们的专业领域的提高和成长。

一般来说，临床医生羞于提及自己的医疗失误。然而，同事间相互讨论这些可以使之成为正常化。医学往往围绕着完美主义，这同时也是医疗专业人士所追求的。虽然，应对失败的能力并不是医学领域独有的。然而，相比于其他专业，医学使得工作生活和现实生活融为一体。事实上，绝大多数医生不会将自己所从事的职业描述为工作，因为成为一名医生代表着的是他们的身份，而不仅仅是他们的工作。医生在医疗工作中取得的这些方面将映射于她/他个人生活的成就感。

将医疗失败视为医务工作的一部分，可以使医生们在分享自己这方面的经历时，将其更好地转换为正面的经验。此观念应被纳入医学教育中，视医学失败为医疗治疗正常化的开端。医生们应该更少地苛责自己；大多数不良事件的发生并不是疏忽和粗心所导致的，更常见的原因是不可避免的人为失误。医生们理应努力地将工作做得更好，但他们也必须意识到自己的易错性，并认真实行减少人为失误的方法。当接受了此观点即意味着态度的转变，这将有利于营造一种更加富有成效和积极的氛围。此时，应该对不良事件进行及时的分析和判断，采取相应的优化方式来防止不良事件的再次发生。长远来看，写作、交谈及对失败事件的讲解有利于减少医疗失误的发生，并且一定程度上可有效保障患者的安全。本书旨在分享口腔治疗失败的种植再治疗病例的成功经验。故医生诊断和治疗程序的优化、相关技术和更先进治疗方案的获取都将有利于驱动医疗知识的拓展。

医生和高级医生可能都会经受失败。我们往往根据内部标准来自我判断。那些对失败负责任的医生是可以弥补失误的。对失败本质的认知和对相关问题的研究是其中的关键点。多数成功的医生通过专注于医疗工作，得以从失败中提高自己的专业技能。为了弥补失败，关键的是医生必须将下一次治疗直至最后一次治疗进行充分的准备工作。我们都经历过美好和糟糕，但运气与成功的治疗是毫无关系的。治疗患者所需的准备工作应包括技能、态度、专业知识、训练、决策设计和常识性知识。医生应该充分掌握知识、技能和经验。除此之外，高级医生应定期评估掌握的知识和操作是否具有先进性。

医学与其他学科是有关联的，然而，在处理疾病及患者的层面上又是独立的，因此在这点上，医学又被认为是独一无二的。首先，确定疾病范畴并提出特定的问题是重要的：医生应该做什么？治疗症状？病理？或者兼顾两者？如果我们倾向于治疗我们所听、所看、所感的，而不是治疗疾病本身，那我们所做的事情将是错误的。我们应该同时对患者和疾病来进行治疗。除此之外，患者健康的恢复应该通过避免错误的治疗方式来实现。医生应该警醒的是，作为一位医学专业人士，他们在做决策时会受到自身的道德、价值观、判断力和身心状态的影响。这些也将会影响到他们对患者的分析评估。

一个准确的诊断标准是所有治疗的主要支柱。然而，失败作为医疗的一部分，也必将是医学的一部分，这些都利于合理地去治愈患者。此外，医学上的"时尚"，例如新药和新技术，应该充分地对其进行考量。冷静且明智的决定必须是以证据为基础的。

为了更好地指导我们对临床决策的制定，每个关于个性化治疗的决策都应该以详尽、清晰为基础，谨慎且明智地采用目前最准确的科学证据。其利于医学知识的进步，为教学提供了有效框架，有助于决策设计，促使医生与患者更充分的沟通，并且使医生能更成功地治疗患者，此被称为循证医学。然而，循证医学未必能确保所设计的决策是最佳的，目前未能完全明确医生如何将这些证据吸纳并体现于他们的最终决定中，因为医学实践尚未完全脱离个人判断。这一难题主要与无法测量、无法判断的治疗结果相关。判断一项特定治疗结果所应该考虑的参数也并未明确，从不同角度来看，可能这点会被认为是不道德的，例如年轻患者相比年老患者的牙列缺损治疗。对美学结果与治疗期间、治疗后的患者生活质量进行预判，或许非常困难，尤其是这些变量是无法量化的。那些对研究结果和目的擅长做解释的医生，其意见常被循证医学驳回。Meta分析被普遍地认为是评估治疗疗效的最精准的统计学方法。然而，一些具有临床相关性但缺乏统计结果的研究是不被包括在内的。因此，循证医学是具有片面性的，因为它仅仅是以有证据的治疗为基础，却缺乏对个别治疗病例的考量。显而易见，简单的方案并不能解决复杂的问题，因此，决策设计是一个推理过程，其中的部分推理是基于个人标准或观点的。

医疗失误的本质主要与专业知识和训练的匮乏相关。一般来说，事件和错误并非由单因素导致的，其是一系列潜在的缺陷介导的结果。事实上，社会、关系、组织因素和患者依从性的重要性被低估的趋势是存在的。缺乏沟通与失误和不良事件之间的关系是密不可分的。

在医学界，对失误、不良结果、治疗质量和临床疗效关注度的提高迫在眉睫。治疗失败风险和不良结果会随着治疗案例的增加而上升，然而，目前只有少数的研究集中于医院不良结果的原因分析。不良结果的原因或许是多个人为因素的共同作用导致的，例如缺乏沟通、超负荷工作或缺乏训练。医生的个人性格也是至关重要的，包括自负。几乎所有的失败都可能是人为决策导致的，包括那些与患者依从性相关的病例。动机问题和不足的管理也可导致某些失败的发生。当我们评估并发症和失败时，匮乏的经验、不充实的知识、充满压力的环境和不完善的设备也是极为重要的考虑因素。此外，还有患者经济背景、个人特征，比如语言、患者的性格和依从性评级等，这些也理应被考虑在内。

患者疾病的最终转归是其临床疗效最强有力的预测因子。目前关于并发症和失败的再治疗的这方面书籍较少，所以撰写这本书就显得尤其重要。本书旨在与口腔同行分享并发症和失败的再治疗方案，并为临床医生提供相应的操作指引。传递的最终目标是只有坦然承认潜在的错误，才能防范医疗安全风险，以提高医疗质量。

目录
Contents

第1章 牙髓治疗失败

ENDO FAILURE

牙齿缺失与颊侧骨板穿孔

Tooth loss and perforation of the buccal plate

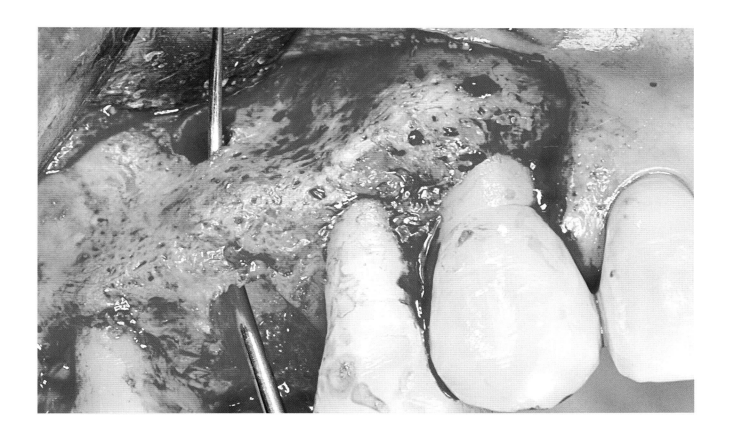

有关该临床病例的更多详
细信息，请扫描二维码，
关注后输入zz1观看视频
（时长：20分钟）

　　牙髓治疗失败约占拔牙原因的1/3。众所周知，牙槽窝中的根尖周病变可能会抑制骨整合的过程，从而降低即刻种植的成功率。然而，患者对缩短修复时间这一诉求日益增加，迫使当代牙周科医生和外科医生向传统的外科手术方案发起挑战。呈现此临床病例是为了展示一种能同时减少治疗时间和并发症发生的分步手术方式，包括：即刻种植、即刻负重、同期牙槽窝内外骨增量，此病例仅需4个月即可完成修复过程。

1.1　引言

有治疗史的患者，在治疗期间哪怕轻微并发症就可能引起大量的骨丧失和软组织形态不良，因此必须在术前进行合理的风险评估。以往的不良治疗史会增加并发症发生的概率且加剧其严重程度。此外，此类患者由于出现并发症而需要接受多次手术和治疗，其心理状态也会影响治疗效果。无论如何，治疗的关键是在种植体周围形成良好的骨性结构以支撑并稳定周围的黏膜。对软硬组织进行处理有利于形成稳定的种植体边缘封闭，并保持远期美学效果。这一工作理念的提出显著提升了患者诊疗期间的生活质量和期望，将引领种植学进入全新的层次。因此，影响种植仿生化实现和远期疗效的因素也应该被重视。

那些不幸经历治疗后并发症的患者对即将治愈他们的新医生持特殊的态度：既怀疑又抗拒，但仍愿意接受治疗。患者的情绪占主导地位，同时对医学和医生失去了尊重和信心。通常，这类患者对新的专家团队缺乏积极或合作的态度。因此，首先必须明确诊断，然后将预期结果可视化。现代技术能为患者和外科医生演示预期目标，但数字化工具需要生物学原理的支持。只有通过生物学、解剖学、血管形成、缺损类型、组织再生潜力、手术技能和经验的综合评估才能确定诊断阶段设想的结果能否实现。

另外，由于先前的治疗已经使患者身心疲惫，对于再次治疗的病例应采用先进的技术和优化的方案，以减少总体修复时间。

因此，减少就诊时间非常重要，这样可以避免患者选择固定、可摘局部义齿这类虽然简单快捷但却不可避免需要二次修复的治疗方法，尤其是初诊的年轻患者。

在明确诊断、记录主诉之后，就可以立即开始执行最终的治疗计划。

1.2　既往病史

45岁女性患者，右侧颧骨下缘处疼痛、无化脓（图1-1～图1-8）。除轻度低血压外，无其他系统性疾病史。该患者在治疗时未接受任何药物治疗。

1.3　口腔专科病史

该患者从小开始接受牙科治疗。童年时期接受过正畸治疗；口内广泛浅龋行银汞充填；17#、16#、26#、27#、37#、45#和46#牙浅龋复合材料修复，而后未见明显继发龋损。约25岁拔除左下颌第一磨牙（36#），数年后拔除47#。这两颗下颌磨牙拔除时均已松动，拔除原因不详。36#在拔牙后

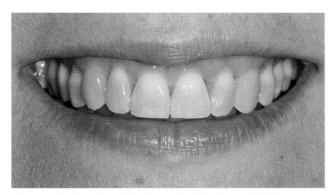

图1-1　术前口内照露龈笑显示，侵袭性牙周炎已进展为成人慢性牙周炎，并导致龈乳头萎缩。牙邻间隙出现"黑三角区"表明近远中牙槽嵴骨萎缩。

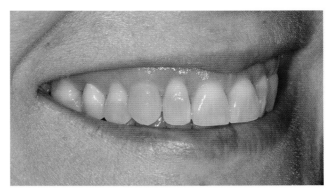

图1-2　3/4位照显示，15#牙固定局部义齿修复。可见露龈笑延伸上颌第二磨牙，在进行最终美学修复效果评估时应作为危险因素考虑。

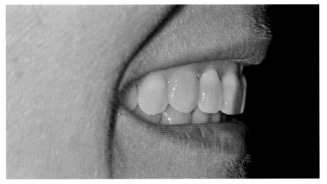

图1-3　传统侧面观不能显示影响该临床病例成功率的美学问题：露龈笑。

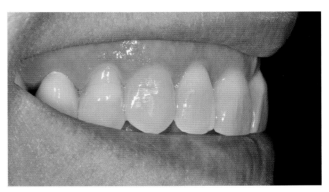

图1-4　大笑侧面观显示，既往不良治疗史给此病例的再治疗增加了难度，包括：慢性成人牙周病、邻牙牙周破坏。

数月植入种植体并负重。成年后，15#、45#和46#行根管治疗后桩核修复。仅15#、37#在牙髓治疗后进行了冠修复。

1.4　主诉

"我的右上颌面部，放散到右眼部非常痛。我想解决疼痛，也想了解这些牙间间隙能否消除。"

1.5　影像学检查

全口影像学检查（图1-9）显示：15#根尖周病变；27#牙远中深龋；27#、45#牙区重度水平向骨吸收伴深骨下袋形成；17#、27#远中重度骨吸收；37#、46#根分叉病变；此外，三维重建结果显示15#牙根尖周病变导致颊板穿孔（图1-10～图1-13）。

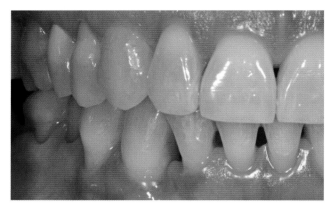

图1-5　更宽视野的前、后六分位照显示，重度牙周炎和菌斑导致牙龈萎缩。

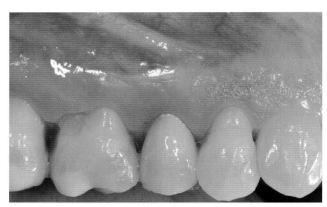

图1-6　患者所述疼痛部位局限于右侧上颌第二前磨牙根尖区毗邻颊系带处。局部未见化脓或瘘管存在。

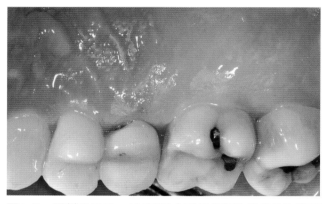

图1-7　腭侧观显示，15#牙近中可见修复体悬突且边缘不密合。

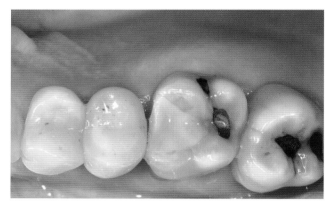

图1-8　咬合面照显示，重度牙周炎引起牙龈红肿发炎伴邻间隙增宽。

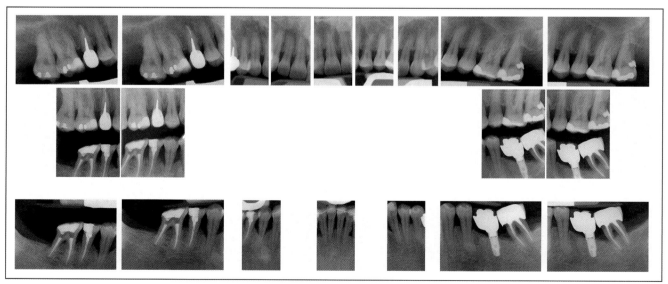

图1-9　全口牙片见重度广泛性水平向骨丧失、深龋、牙周牙髓联合病变、骨内缺损、症状部位出现慢性根尖周病变，整体表现为与重度牙周炎和误诊相关的长期医源性损害。

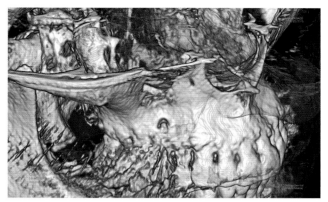

图1-10 三维重建更清楚地展现了上颌第二前磨牙的根尖周病变。

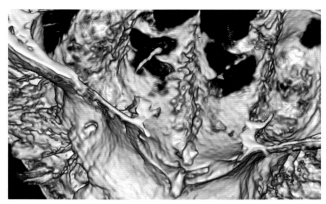

图1-11 由于失败的治疗，慢性牙髓病变穿破颊侧骨板形成骨开窗。患者能清楚地指出症状部位。只有三维重建才能展现根尖周病变的形状及范围。

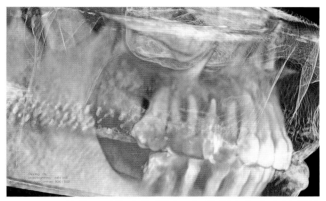

图1-12 利用不同的滤镜可以更好地研究和确定缺损情况。

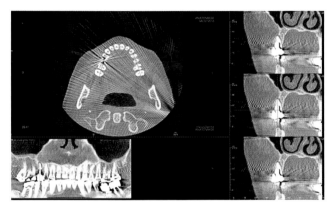

图1-13 颊腭向的病变可以通过0.1mm厚的横截面图进行分析。

牙周袋		5 2 4 7 5 5	4 2 4 5 4 5	4 2 3 4 3 3	3 2 3 4 2 4	3 2 4 3 2 4	4 2 4 4 2 3	5 2 3 3 2 3	3 2 4 3 3 5	4 2 5 5 3 5	5 2 4 5 3 4	5 2 5 3 5 5	5 2 5 5 5 3	5 3 4 4 2 7	4 3 8 5 3 10	
	18	17	16	15	14	13	12	11	21	22	23	24	25	26	27	28
	48	47	46	45	44	43	42	41	31	32	33	34	35	36	37	38
牙周袋			5 3 7 6 3 4	7 3 5 5 3 5	4 3 7 5 3 5	7 2 5 5 3 5	7 2 3 4 3 7	2 2 4 3 3 4	4 3 2 5 3 3	3 2 7 3 2 7	7 2 3 6 2 3	4 3 4 3 2 5	5 3 5 5 2 4	0 0 0 0 0 0	8 7 7 7 6 6	

图1-14 牙周探诊清晰地反映了重度广泛性成人慢性牙周病。

1.6 临床检查

临床检查发现，整体牙龈黏膜分别呈Ⅰ度、Ⅱ度、Ⅲ度退缩和缺损。牙周探诊显示出重度广泛性附着丧失（图1-14和图1-15）。

1.7 诊断

重度广泛进行性侵袭性牙周炎；重度广泛性成人慢性牙周病；牙龈黏膜畸形；36#、47#牙体缺损；27#深龋；15#、37#修复体悬突；15#牙髓治疗失败伴根尖周病变。

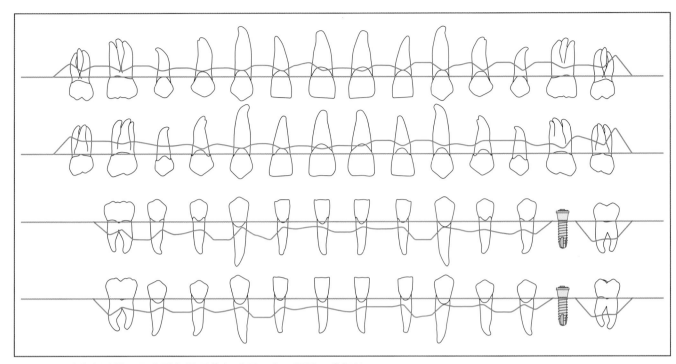

图1-15 重度广泛性牙周水平向骨吸收与后牙区大面积骨下袋相关。

1.8 预后

良好：16#，14#-26#和35#-34#

尚可：26#和45#-33#

差：17#，15#，27#，37#和46#

总体：好

1.9 适应证和治疗目标

影像学和牙周检查清楚地表明，侵袭性牙周炎导致牙周组织的丧失及病变，进而转变为重度慢性牙周炎。因患者曾短期患龋，故其病史也支持其致病微生物群从侵袭性牙周炎致病菌转变为菌斑型慢性牙周炎致病菌。因此患者很可能在20多岁时就已经患有侵袭性牙周炎，此后微生物群向致龋病原体转变，最后转变为以菌斑为主要致病因素的慢性牙周炎。显然，该患者从未被诊断出牙周病，并接受了不良的牙科治疗。

总体的治疗是以牙周治疗为基础，但由于15#的症状，手术阶段从第一张六分位图开始。由于在15#牙区域进行种植修复后有可能引起种植体周围炎等并发症，必须先向患者说明根除全口牙周病变的必要性。评估牙周状况及再治疗的风险同样重要。术前应评估所有手术可能发生的意外情况。

1.10　决策标准

该临床病例传统治疗计划应包括：

（1）拔除所有预后较差的牙齿并进行临时义齿修复。

（2）牙周非手术治疗。

（3）4~6周后进行再评估。

（4）在牙周袋深度＞5mm的区域进行牙周手术。

（5）牙槽嵴萎缩处行骨增量手术。

（6）愈合时间约6个月。

（7）骨内种植体植入。

（8）平均愈合期为4个月。

（9）二期手术。

（10）上皮下结缔组织移植术。

（11）软组织愈合成熟至少需要3个月。

（12）临时义齿修复阶段。

（13）最终的种植体支持式固定局部义齿修复。

根据上述治疗计划，总体治疗时间将持续2年以上。这种传统方法忽视了患者的情绪。对于患者来说，制订一种能在一期手术时就完成所有手术步骤并即刻负重的新方案，以加速整体愈合过程具有重要意义。作者认为应该将患者的期望和感受纳入考量范围，以促使临床医生选择最佳治疗方案。这一点很重要，尤其是有过不良治疗经历的患者在对新医生团队重建信任的时候。时间对这些"特殊"患者是否能够接受治疗计划来说至关重要。此外也必须考虑，如果这种方案设计不佳，可能会导致严重后果和种植体颈部骨吸收，甚至种植失败。让患者仅在4个月内完成治疗虽然风险增加了，但也会使接受度有所提升。由于有过不良治疗经历的患者无法再接受任何不良事件的发生，所以医生没有犯错的机会，因此在告知患者治疗计划之前，必须进行细致的分析。

决策标准先是以患者的牙周状况为基础，此外再综合各种因素进行考量。

1.11　治疗计划

（1）全口牙刮治术和根面平整术。

（2）第4周再评估并制订最终治疗方案。

（3）拔除17#和15#牙齿。

（4）同期种植体植入。

（5）引导骨组织再生术。

（6）即刻负重。

（7）负重4个月待组织愈合行最终修复。

（8）随访，维护和支持治疗。

1.12　器械及技术要点

非手术牙周治疗后，除16#-17#以外的区域无明显骨缺损，因此不需要再通过骨切除术来消除残留的牙周袋。拔除已有Ⅲ度根分叉病变的17#后，16#远中的骨凹陷也随之消除。拔除牙髓已坏死的15#，在给种植体提供植入空间的同时也消除了16#近中的骨凹陷。轻柔拔除前磨牙并注意保护菲薄的颊侧骨板。使用15C号刀片从龈沟切入，分离牙龈纤维组织，然后用超声仪形成间隙，楔入牙挺拔除天然牙。

"人为环形骨缺损"周围良好的血供有利于将患牙在不破坏颊侧骨板的前提下将患牙轻松拔除（图1-16~图1-21）。牙拔除后（图1-22~图1-27），初步预备好的种植窝成形（图1-28和图1-29）。种植窝制备去骨时应轻微偏腭侧，使空虚拔牙窝大部分能保留在颊侧，以保证关键区域达到更自然的美学效果。拔除患牙后清理牙槽窝内肉芽组织。联合使用精准钻、扩孔钻、骨凿和攻丝钻预备种植窝，在种植窝的冠方使用攻丝钻进行预备，以减少种植体颈部骨皮质的应力。植入骨内种植体（Nobel Replace Groovy CC，3.5mm×13.0mm），检查稳定性（图1-30～图1-32）。

将非交联可吸收胶原蛋白膜（图1-33～图1-37）修剪成"蝶形"，用小钛钉固定于前庭深部，露出"人工形成的五壁骨缺损"的冠部入路。

用这种方法固定膜可以有效地控制出血、保持术野清晰，并填压种植窝内部及颊侧骨板外部的骨粉颗粒。这种方法还能显著减少拔牙后继发的颊舌向骨吸收。

缺损处植入脱钙牛骨以充填间隙并减少颊舌侧牙槽骨塌陷。最后，将膜固定在种植体的近远中处。将即刻基台用螺丝固位于种植体平台上同时负载临时牙冠（图1-38～图1-45）。仅在4个月后，组织愈合成熟，取终印模（图1-46～图1-64）。用CAD/CAM系统制作钛基台和全瓷冠。同时，用CAD/CAM制作的全瓷修复体修复16#牙（图1-65～图1-78）。

时间轴

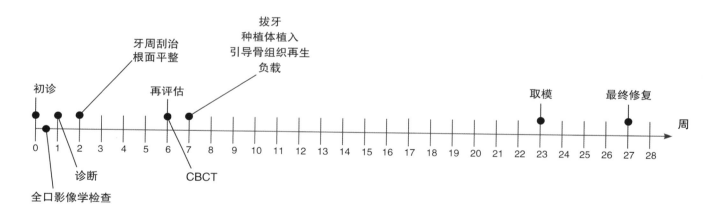

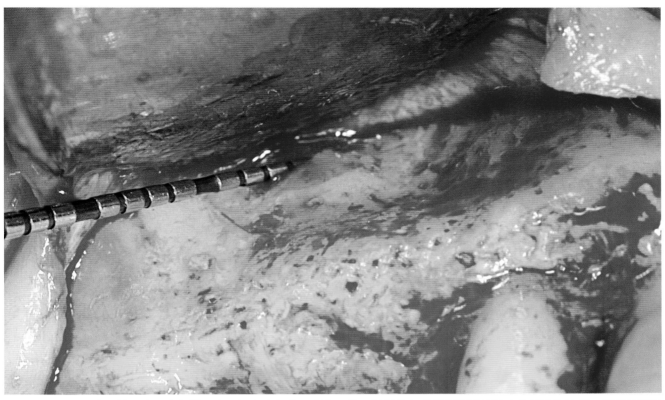

图1-16　从上颌尖牙的近中至上颌第二磨牙远中翻起大面积全厚瓣。轻轻掀起龈瓣后可见牙髓病变导致的缺损。颊侧骨面深凹陷处的骨厚度不足，不足以限制病变的扩展，是骨穿孔的明确诱因。

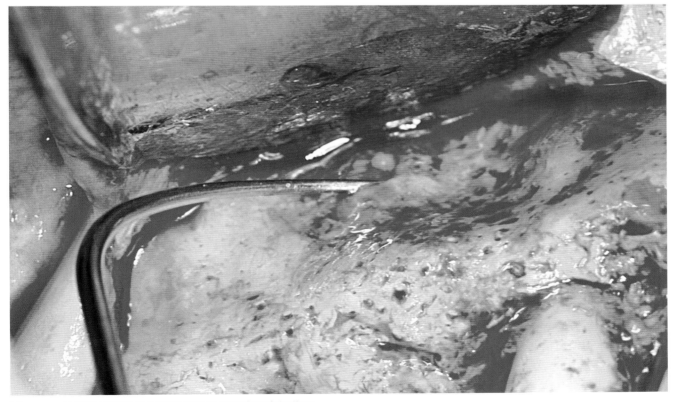

图1-17　使用牙周探针初步探查病损区的深度和病损范围。

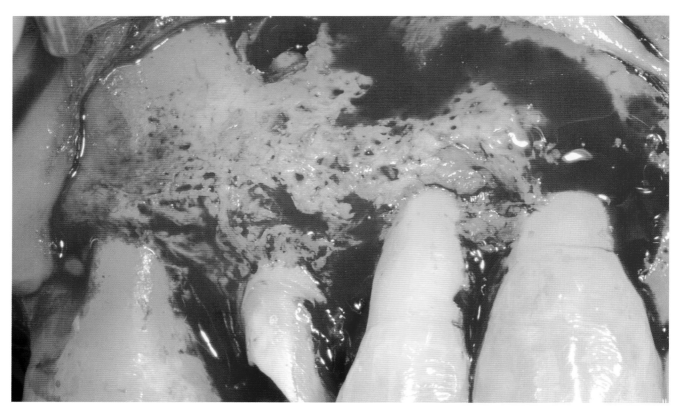

图1-18　由于龈瓣在水平向的延伸，本身可起到垂直切口的作用，故仅需在近中做垂直小切口。上颌第一磨牙颊侧可见Ⅱ度根分叉病变。

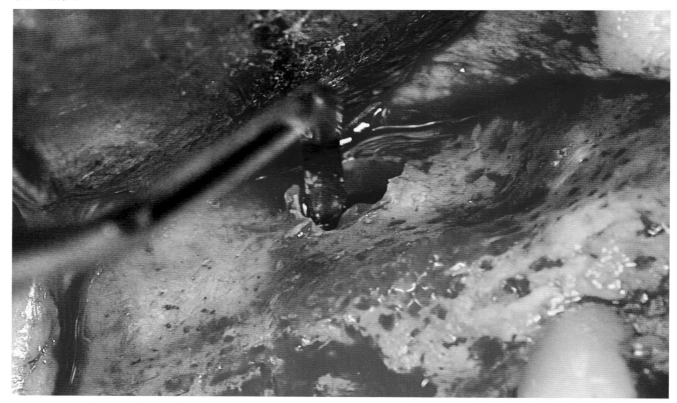

图1-19　拔牙前，用特殊通用器械TABANELLA 2插入并去除肉芽组织。尽管术前已对根尖切除术的可行性进行了评估，术中仍用TABANELLA 2行探查术，再次评估根管再治疗的可能性。但由于牙冠缺损范围的扩大及存在粗大根管桩，医生评估不宜行根管再治疗。事实上，为求彻底去除病变组织而切除几毫米的根尖却会导致不良的冠根比。

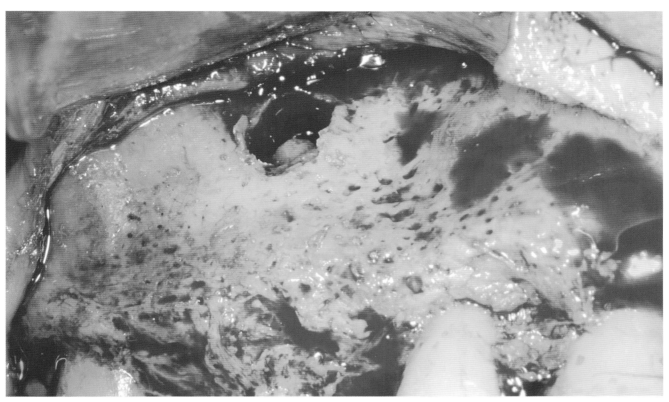

图1-20　去除病变组织后，可以用牙周探针或探查器检查残留骨缺损冠根向的范围，并确认该治疗失败的前磨牙预后不佳。

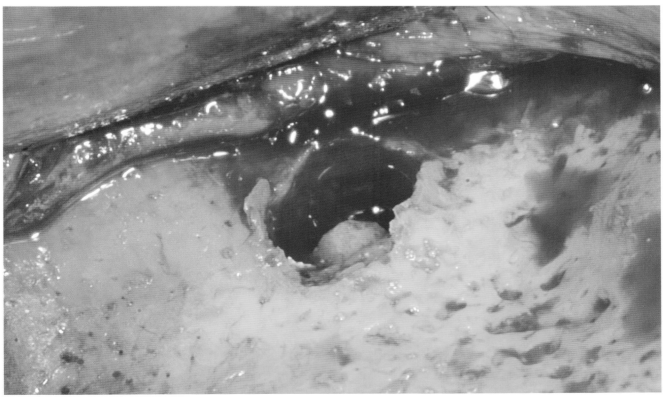

图1-21　牙髓病变的细节。

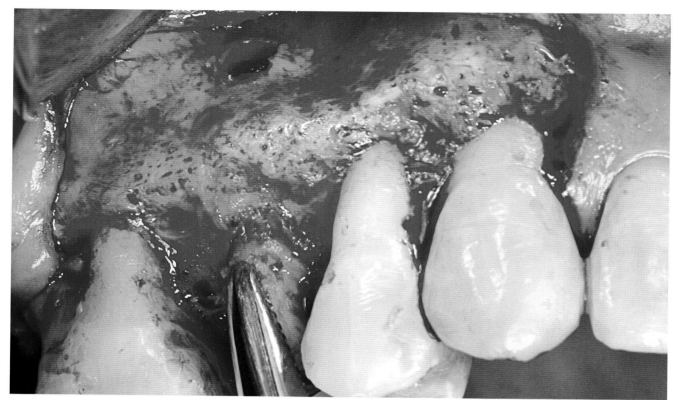

图1-22　用超声仪器轻轻地环形去骨后轻柔拔出前磨牙。临床医生可以通过这种方法在保护颊侧骨板的前提下拔除患牙。

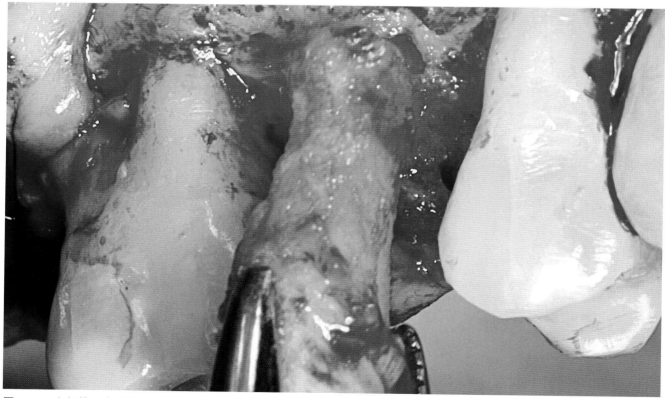

图1-23　上颌第二磨牙因重度牙周病伴Ⅲ度根分叉病变而拔除。同时拔除第二前磨牙。

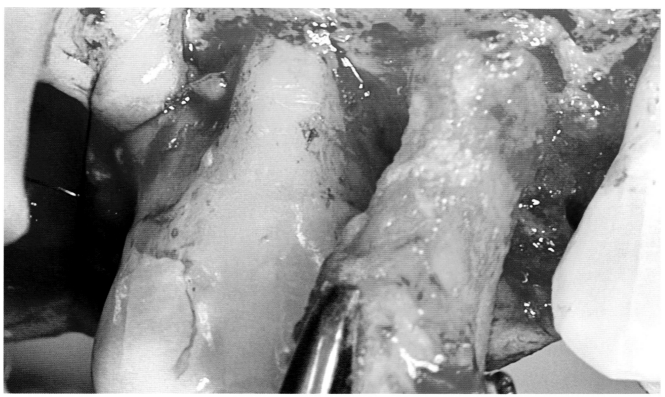

图1-24　拔除后的前磨牙可见由进行性牙髓治疗失败引起的牙根外吸收。

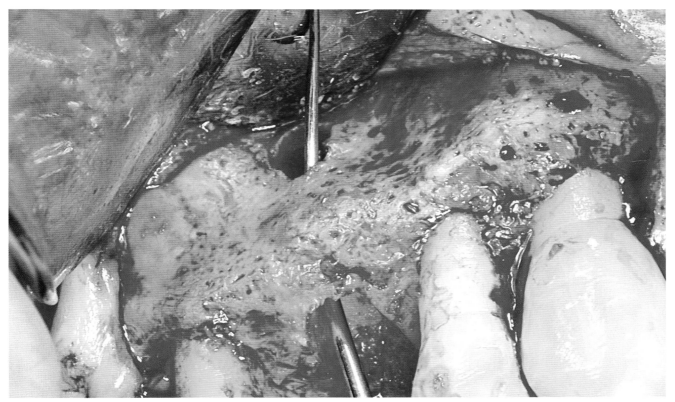

图1-25　用牙周探针检查颊侧骨板的完整性和肉芽组织残留情况。

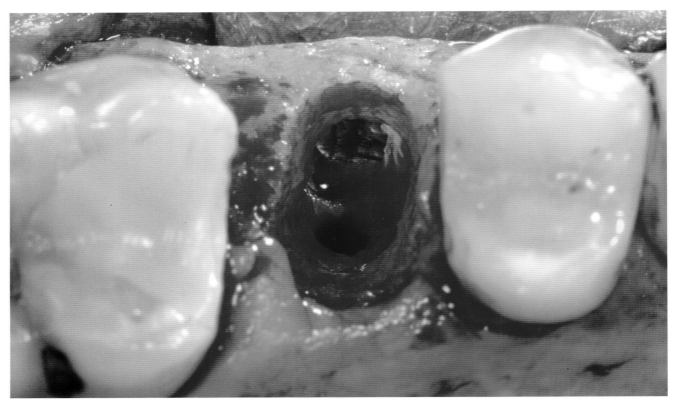

图1-26　由殆方的上颌骨细节照可见前庭穿孔以及骨残余。

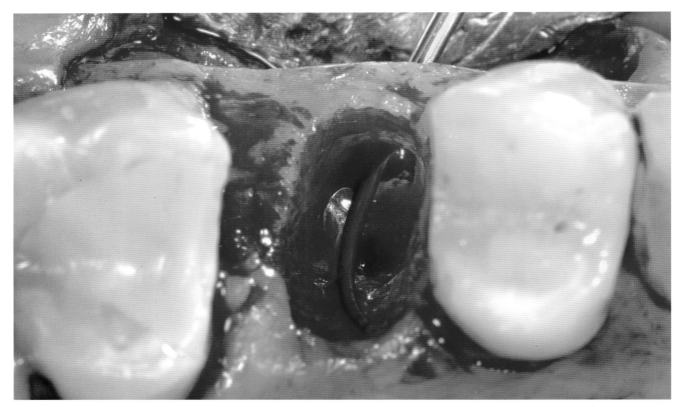

图1-27　一块细小的骨桥近远中向地将拔牙窝底部根尖区域分隔开，此后扩大预备这一骨桥以同期植入种植体。妥善保护和利用这一骨桥是使种植体获得初期稳定性及减少总体愈合时间的关键。

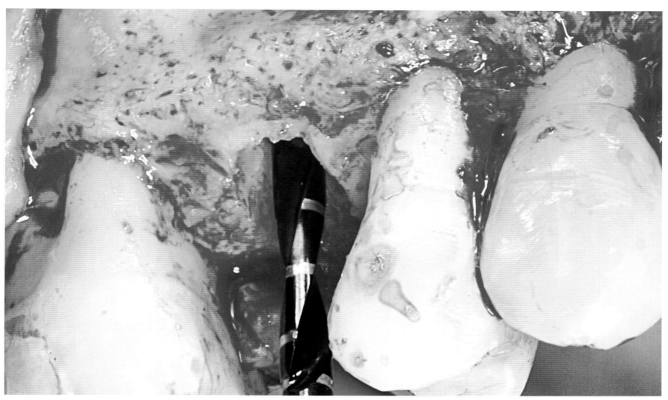

图1-28　先用扩孔钻预备拔牙窝基底部的根尖区骨质。

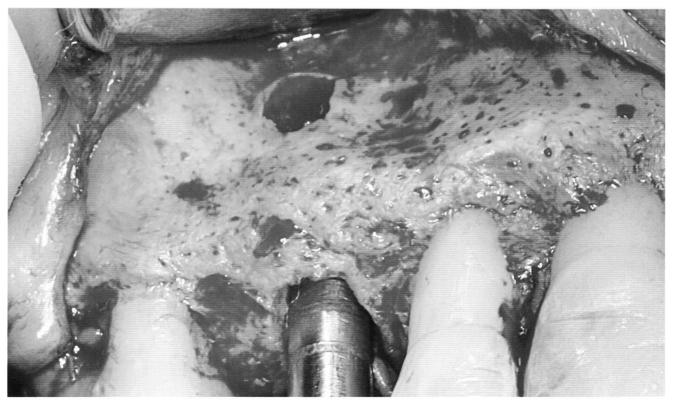

图1-29　通过一系列骨凿预备逐级扩大和挤压牙槽骨，提高骨密度和强度，并注意轻柔保护颊侧骨板。

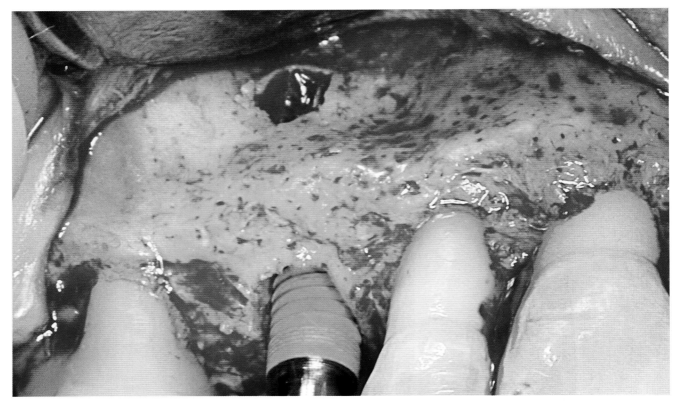

图1-30　将规格为3.5mm×13.0mm的锥形骨内牙种植体轻柔地植入级差预备的种植窝内。

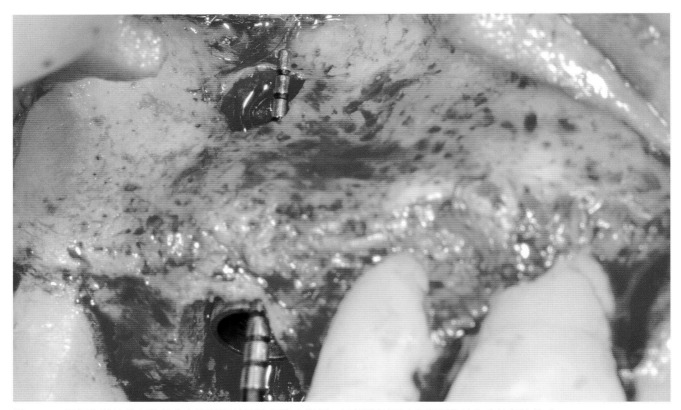

图1-31　尽量将种植体与种植窝之间的环状间隙保留在颊侧,以便后续可以在颊侧种植窝内外行植骨术。

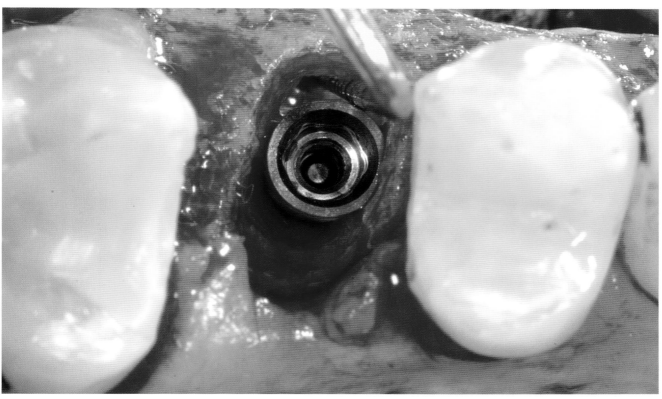

图1-32　殆面照示种植体四周均存在间隙、无骨包围，仅靠基底部骨头获得初期稳定性。

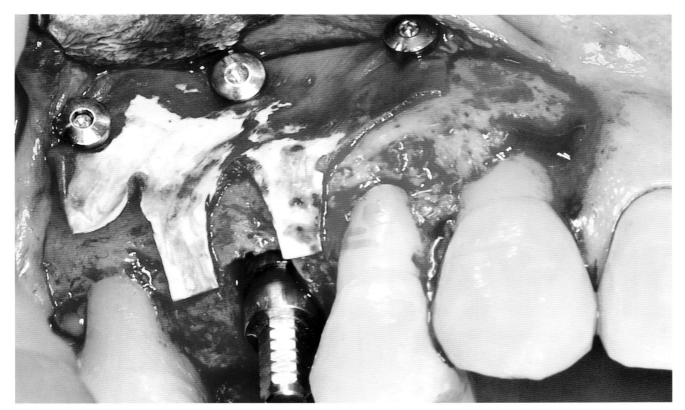

图1-33　就位基台。将非交联可吸收猪胶原蛋白膜修剪成"蝶形"，在根方区域用3枚钛钉固定。

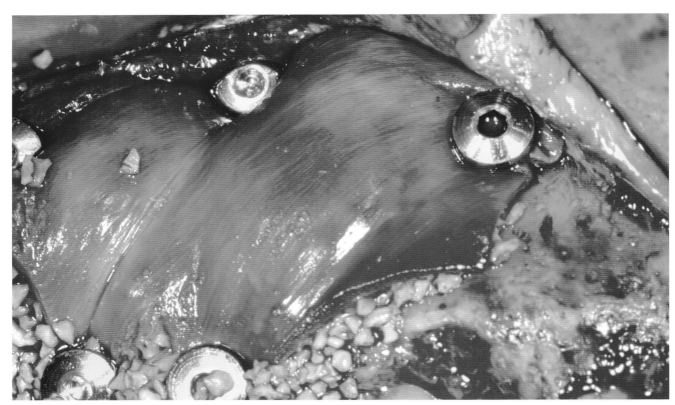

图1-34　用TABANELLA 1充填并压实脱矿牛骨。然后用2枚钛钉在近中最狭窄处和远中冠方的延长线上将膜固定。

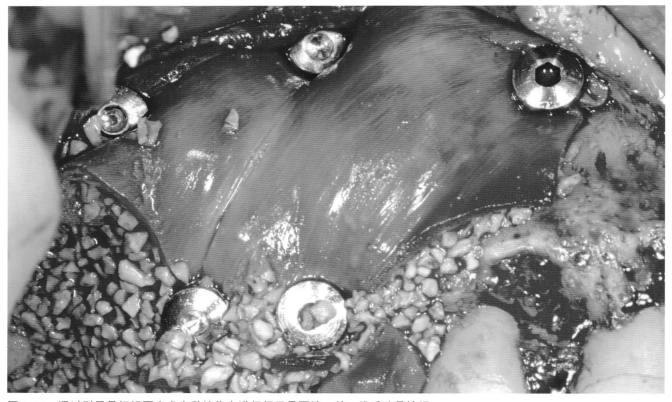

图1-35　通过引导骨组织再生术在种植位点进行超量骨再植,并三维重建骨缺损。

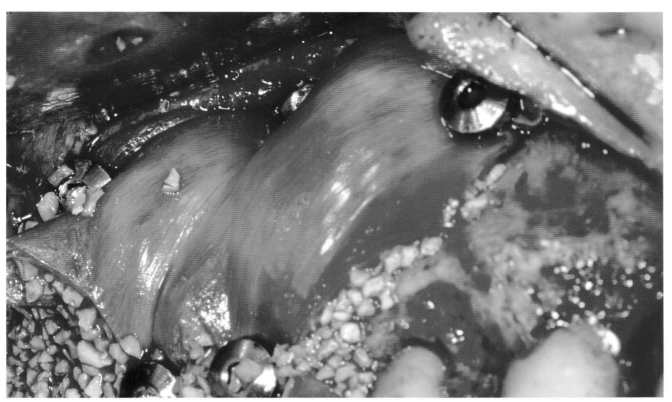

图1-36　在种植位点处植入了多于正常所需骨量约20%的骨粉来补偿愈合期间自然发生的骨改建。　膜和下方填充的骨粉的三维形态恢复及其初期稳定性的维持将有利于形成"颊侧骨轮廓"。

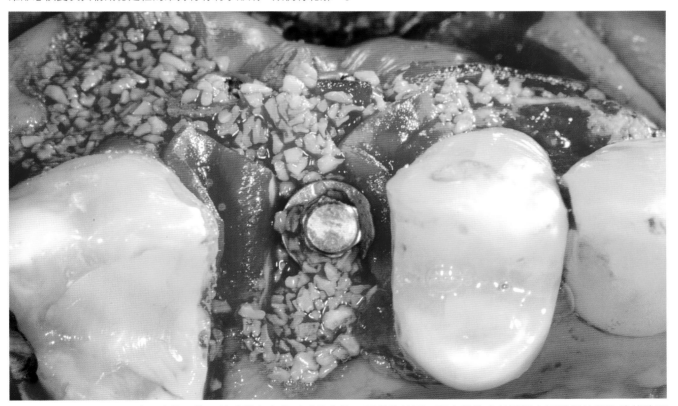

图1-37　在种植窝内也填入牛骨颗粒，使种植窝内外形成稳定的双层骨移植层。而在种植窝的近远中区域仅使用海绵状胶原蛋白来保护骨颗粒。

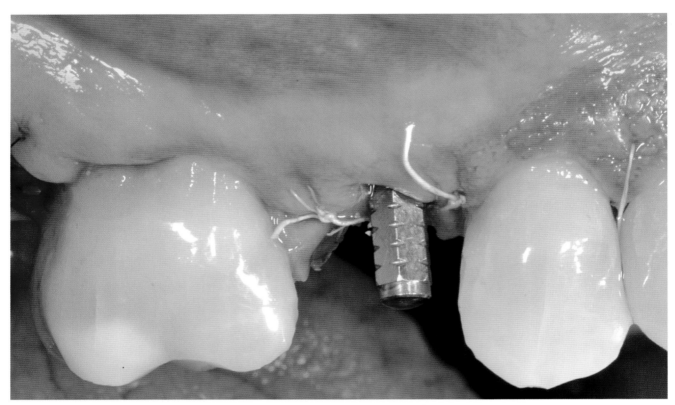

图1-38　用e-PTFE 5.0和6.0缝合线关闭基台周围创口。邻牙用连续悬吊缝合黏膜。

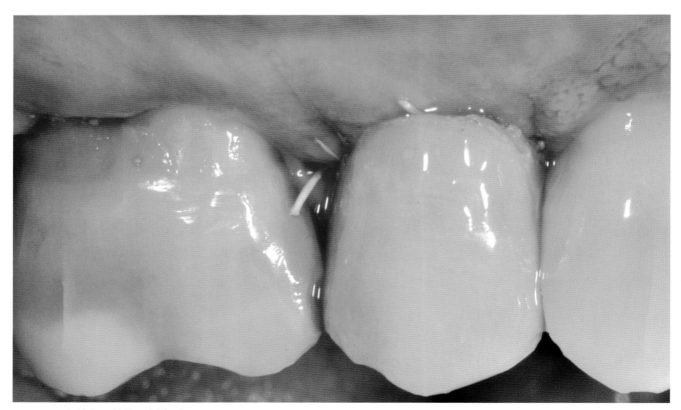

图1-39　在基台上粘接即刻临时冠。

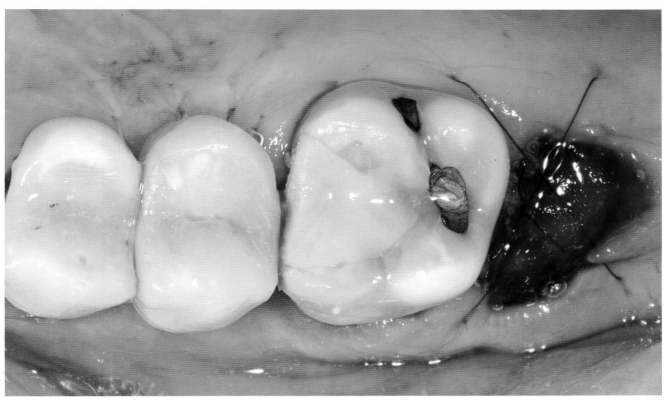

图1-40　缝合后的殆面六分位照。

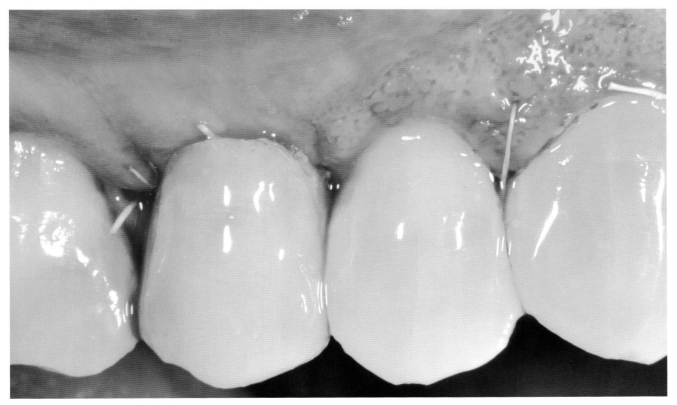

图1-41　治疗后的六分位侧面观。

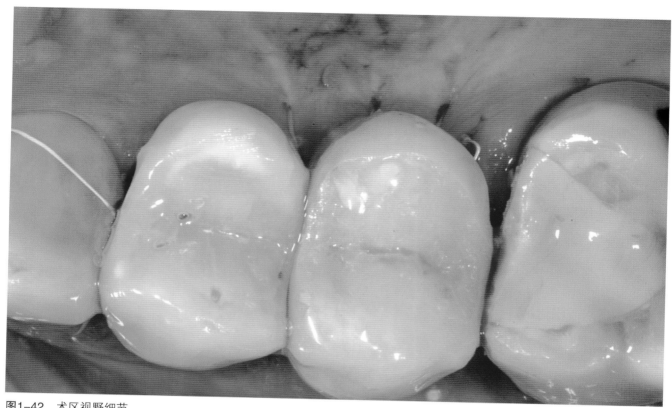

图1-42　术区视野细节。

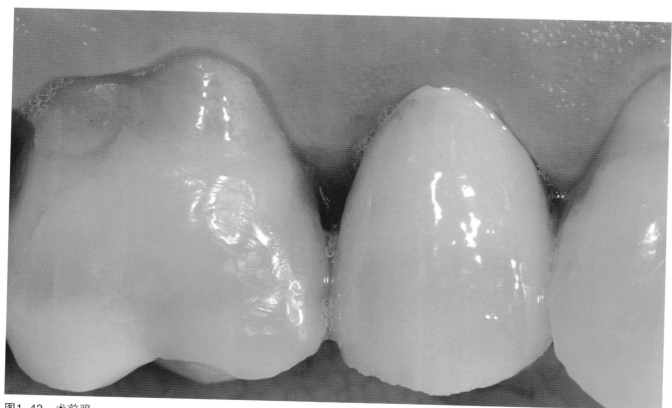

图1-43　术前照。

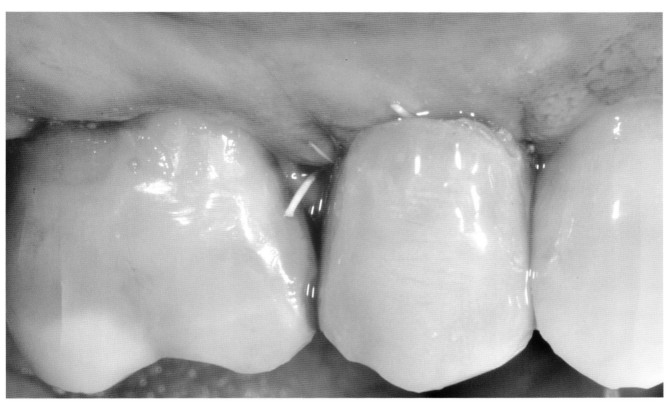

图1-44　术后照。

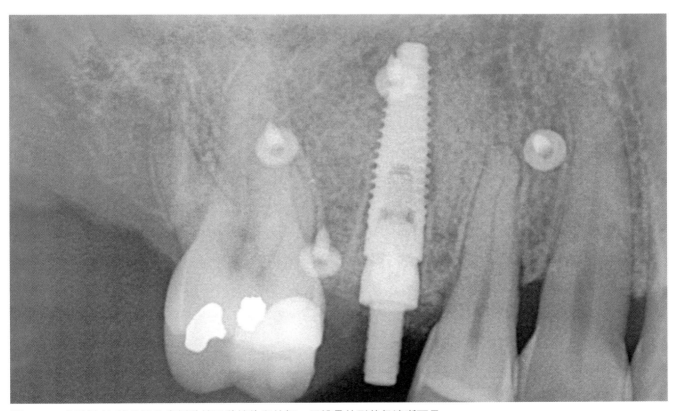

图1-45　术后根尖X线片见此病例种植区种植体和钛钉。牙槽骨的形状仍清晰可见。

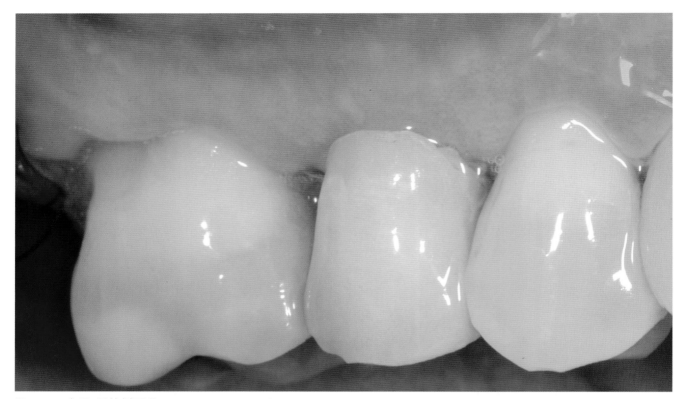

图1-46   术后5天的侧面观。

1.13   治疗效果

这种新的手术方法极大程度地减少了患者的治疗时间，从而提高了患者的舒适度，避免了恢复期间使用可摘临时义齿及多次外科介入。此外，本病例仿生的修复效果也证实了在缩短治疗时间的同时保持软组织天然轮廓和厚度是可行的。

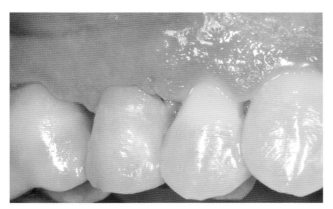

图1-47　术后13天，软组织轻微凹陷，符合术前的评估。

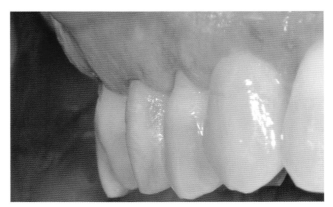

图1-48　术后13天，3/4位照可见组织体积丰盈，义齿邻间隙龈乳头的高度与邻牙一致。

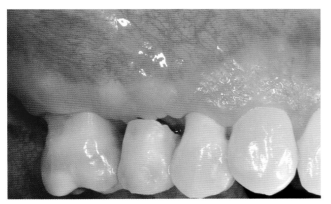

图1-49　术后1个月，种植体周围的龈乳头体积缩小。

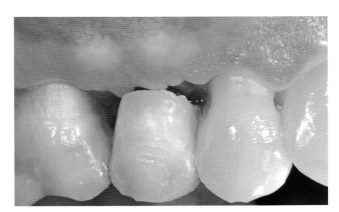

图1-50　术后4周，透过黏膜可见骨种植钉。

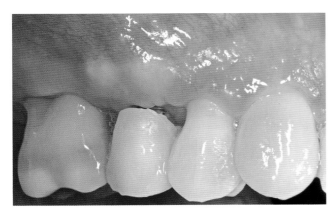

图1-51　术后2个月，组织不再收缩，处于稳定状态，从腭侧到颊侧可见组织增厚。

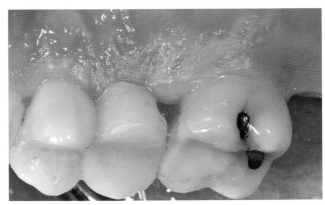

图1-52　术后2个月腭侧观，近中龈乳头已恢复，而远中由于邻间隙较宽尚在恢复中。

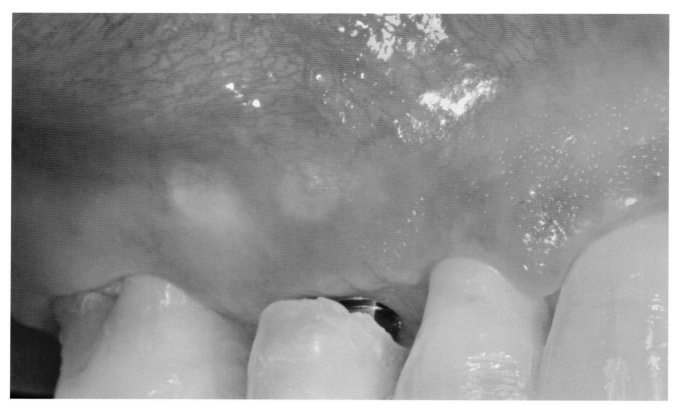

图1-53　术后4个月，组织完全恢复，收缩处于稳定状态。种植体周围邻间隙处黏膜厚度增加。可透过颊黏膜看到冠部的种植钉。

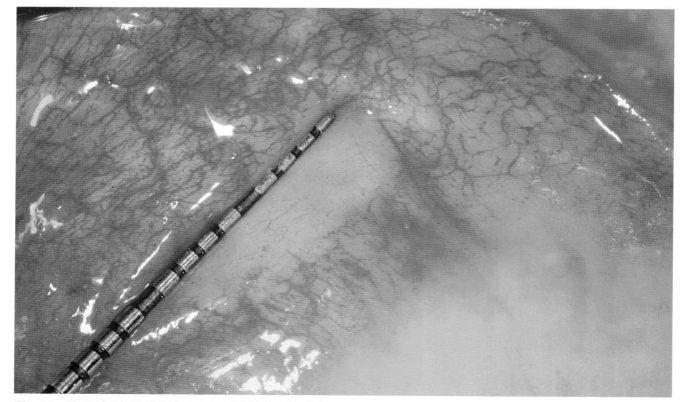

图1-54　用牙周探针可以探及根尖处用于固定胶原膜的钛钉。

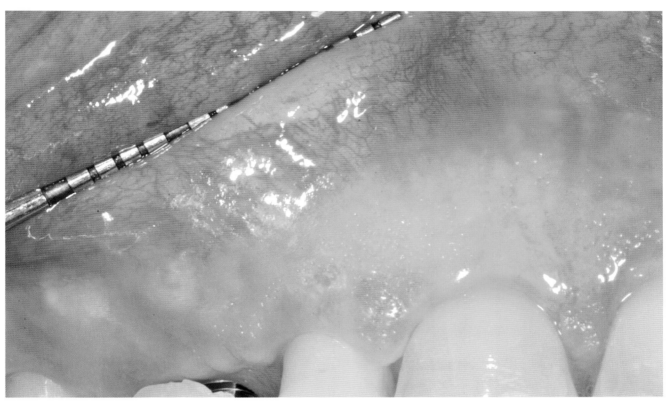

图1-55　种植体周围龈乳头比近中的第一前磨牙牙间乳头更靠近根方。透过黏膜未见根尖钛钉。

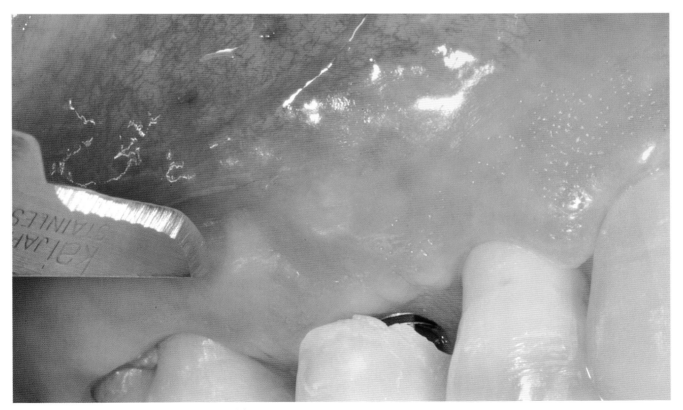

图1-56　用15C号刀片轻柔做小切口取出钛钉。

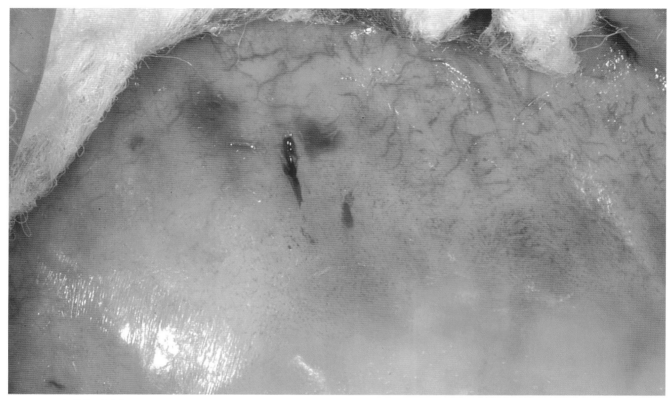

图1-57 所做的垂直切口更易于缝合且更稳定，同时既不会切断血供，也能够减少出血。

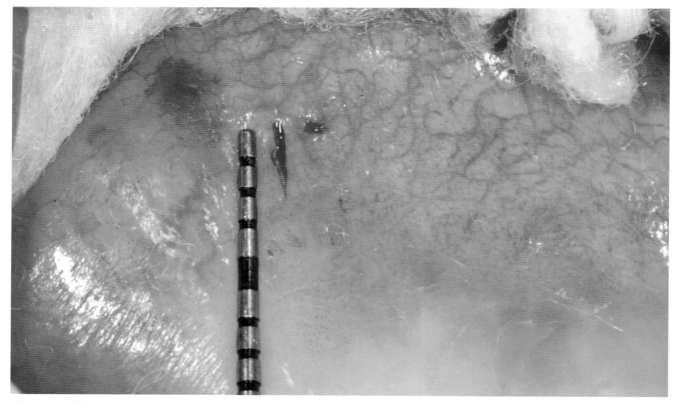

图1-58 所做切口＜2mm。

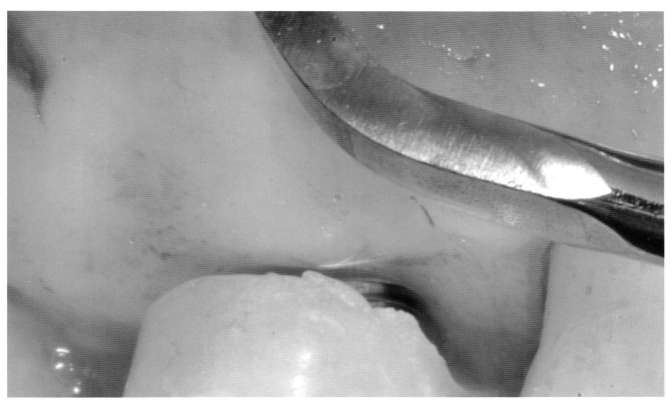

图1-59　用TABANELLA 2轻柔分离软组织到达钛钉。

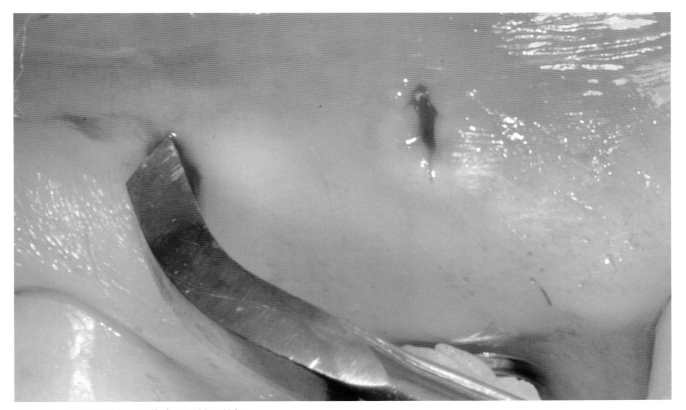

图1-60　切口足够小，工作尖可以触及钛钉。

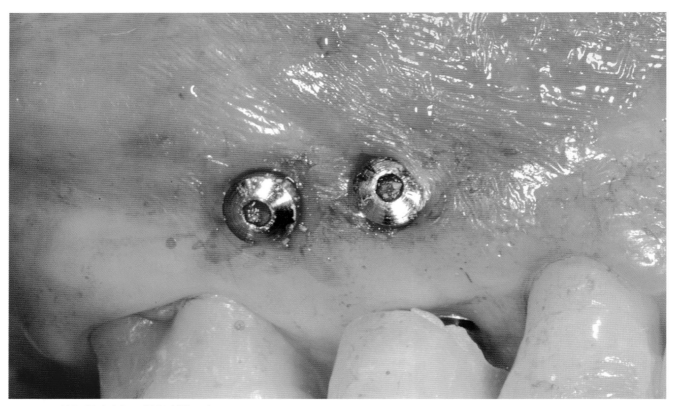

图1-61　钛钉通过小切口被顺利地取出。

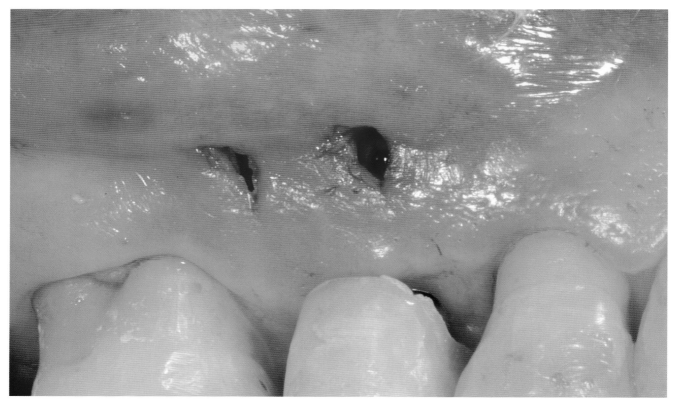

图1-62　取出钛钉的位置没有出血。

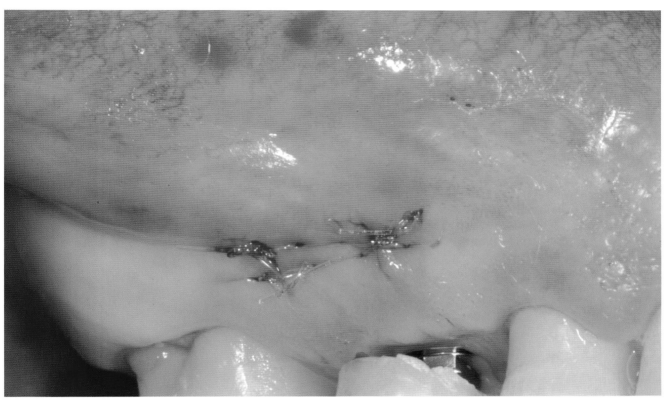

图1-63　缝合切口的特写，每个切口用2根5.0 PGA缝合线做间断缝合。

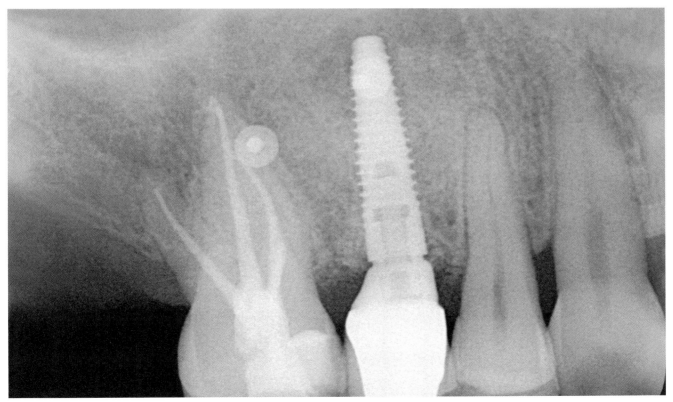

图1-64　根尖X线片显示仍有2枚钛钉，由于无法用肉眼看见，故将其留在黏膜瓣里面。

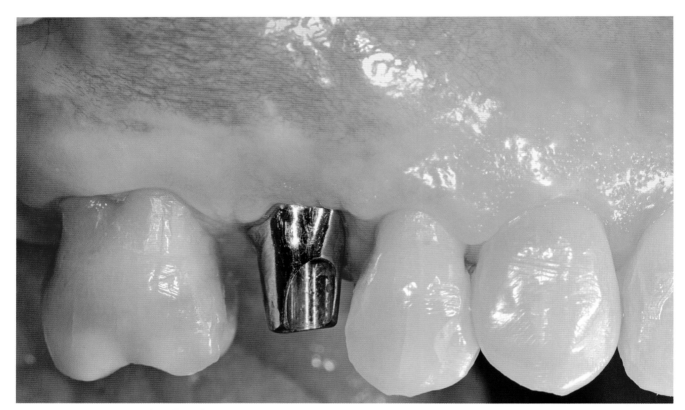

图1-65 检查CAD/CAM定制的钛基台。

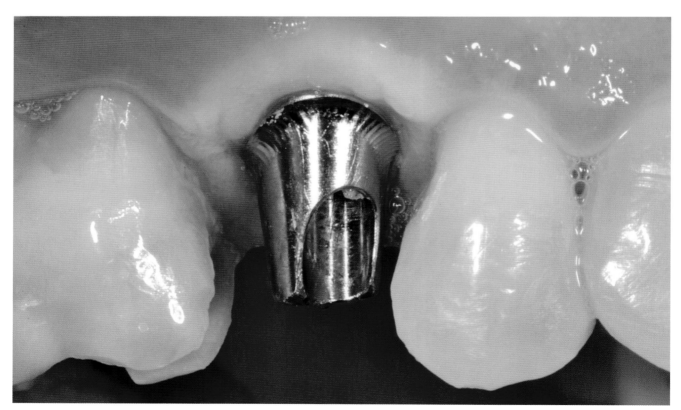

图1-66 细节：可见因龈乳头受压，黏膜轻度泛白。

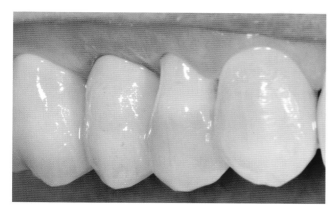

图1-67　初次试戴软组织轮廓形态自然。

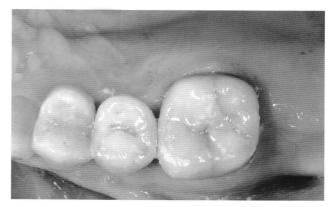

图1-68　上颌第二前磨牙和上颌第一磨牙初次试戴的殆面照。

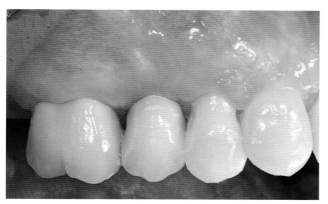

图1-69　最终CAD/CAM全瓷修复体侧面观。

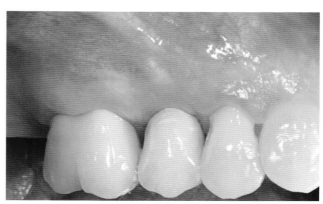

图1-70　最终修复后2周。请注意邻间隙龈乳头的移行。

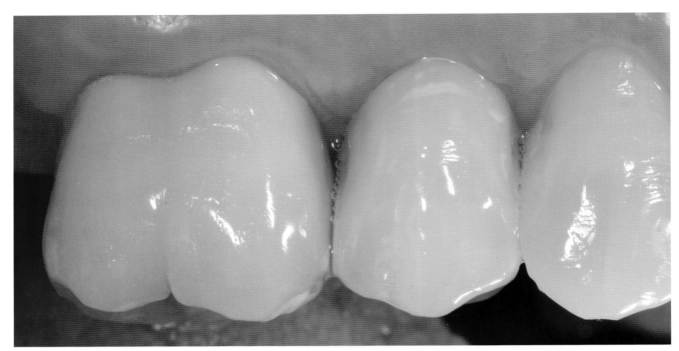

图1-71　最终全瓷冠修复后1个月的随访：可见新形成的龈乳头长入邻间隙。

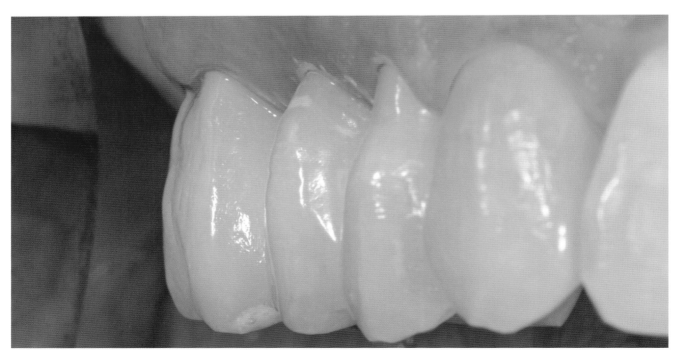

图1-72　最终修复体的3/4位照：软组织形态自然。

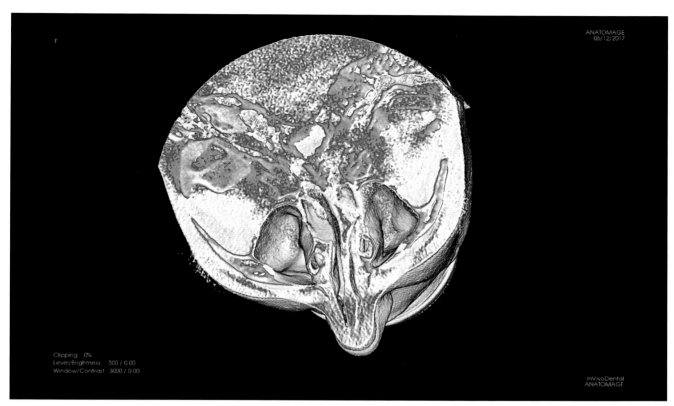

图1-73　手术部位的三维软组织轮廓。

1.14　关键信息

　　通过新颖的治疗计划和微创手术方法可以有效缩短治疗时间，减少患者的不适感和手术干预措施。

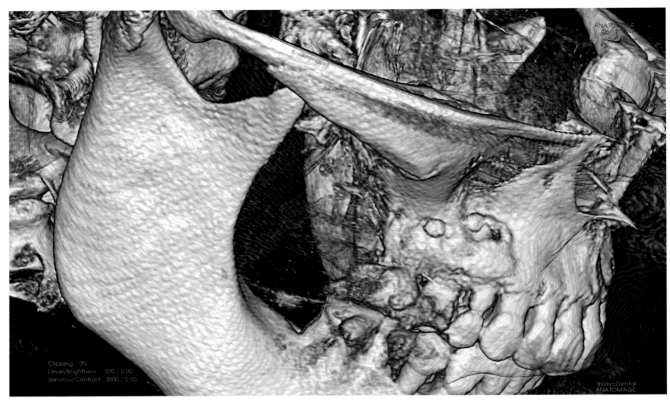

图1-74　三维图像可见颊侧骨轮廓，不仅可以保护种植体还能支撑种植体周围的黏膜。

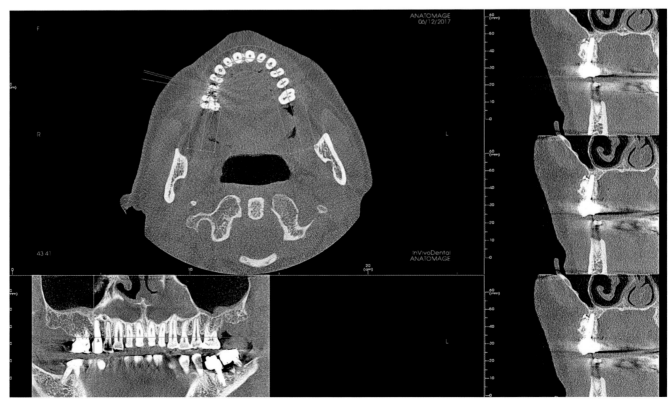

图1-75　CT矢状位切面图显示种植体周围骨质致密。

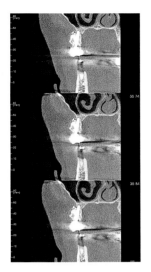

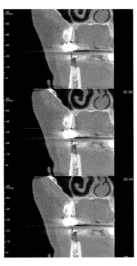

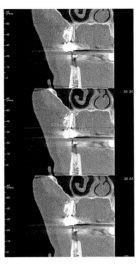

图1-76　细节：种植体周围颊侧骨壁约有4mm。增量后的颊侧骨壁骨量大于腭侧天然骨的骨量。

图1-77　种植体周围，近远中骨质密度均匀。

图1-78　测得种植体颊侧中间位点骨轮廓3.78mm。

1.15 参考文献

[1] **Abrahamsson I,** Berglundh T, Lindhe J. The mucosal barrier following abutment dis/reconnection. An experimental study in dogs. J Clin Periodontol **1997**;24:568–572.

[2] **Aghaloo TL,** Moy PK. Which hard tissue augmentation techniques are the most successful in furnishing bony support for implant placement? Int J Oral Maxillofac Implants **2007**;22 (suppl):49–70.

[3] **Amler, MH,** Johnson PL, Salman I. Histological and histochemical investigation of human alveolar socket healing in undisturbed extraction wounds. J Am Dent Assoc **1960**;61:432–442.

[4] **Bateman G,** Barclay CW, Saunders WP. Dental dilemmas: Endodontics or dental implants? Dent Update **2010**;37:579–582, 585–586.

[5] **Bergenholtz G.** Assessment of treatment failure in endodontic therapy. J Oral Rehabil **2016**;43:753–758.

[6] **Chrcanovic BR,** Martins MD, Wennerberg A. Immediate placement of implants into infected sites: a systematic review. Clin Implant Dent Relat Res **2015**;17 (suppl 1):e1–e16.

[7] **Chugal N,** Mallya SM, Kahler B, Lin LM. Endodontic Treatment Outcomes. Dent Clin North Am **2017**;61:59–80.

[8] **Cotton TP,** Geisler TM, Holden DT, Schwartz SA, Schindler WG. Endodontic applications of cone-beam volumetric tomography. J Endod **2007**;33:1121–1132.

[9] **Coulthard P,** Esposito M, Jokstad A, Worthington HV. Interventions for replacing missing teeth: bone augmentation techniques for dental implant treatment. Cochrane Database Syst Rev **2003**;3:CD003607.

[10] **Coulthard P,** Esposito M, Jokstad A, Worthington HV. Interventions for replacing missing teeth: bone augmentation techniques for dental implant treatment. Cochrane Database Syst Rev **2003**;3:CD003607.

[11] **Donos N,** Mardas N, Chadha V. Clinical outcomes of implants following lateral bone augmentation: systematic assessment of available options (barrier membranes, bone grafts, split osteotomy). J Clin Periodontol **2008**;35(suppl 8):173–202.

[12] **Doyle SL,** Hodges JS, Pesun IJ, Baisden MK, Bowles WR. Factors affecting outcomes for single-tooth implants and endodontic restorations. J Endod **2007**;33:399–402.

[13] **Feller L,** Jadwat Y, Chandran R, Lager I, Altini M, Lemmer J. Radiolucent inflammatory implant periapical lesions: a review of the literature. Implant Dent **2014**;23:745–752.

[14] **Flanagan D.** Implant Placement in Failed Endodontic Sites: A Review. J Oral Implantol **2016**;42:224–230.

[15] **Hämmerle CH,** Jung RE, Feloutzis A. A systematic review of the survival of implants in bone sites augmented with barrier membranes (guided bone regeneration) in partially edentulous patients. J Clin Periodontol **2002**;29 (suppl 3):226–231; discussion 232–233.

[16] **Jensen SS,** Terheyden H. Bone augmentation procedures in localized defects in the alveolar ridge: clinical results with different bone grafts and bonesubstitute materials. Int J Oral Maxillofac Implants **2009**;24 (suppl):218–236.

[17] **Kang YH,** Kim HM, Byun JH, Kim UK, Sung IY, Cho YC, Park BW. Stability of simultaneously placed dental implants with autologous bone grafts harvested from the iliac crest or intraoral jaw bone. BMC Oral Health **2015**;15:172.

[18] **Keinan D,** Moshonov J, Smidt A. Is endodontic re-treatment mandatory for every relatively old temporary restoration? A narrative review. J Am Dent Assoc **2011**;142:391–396.

[19] **Larsson C,** Wennerberg A. The clinical success of zirconia-based crowns: a systematic review. Int J Prosthodont **2014**;27:33–43.

[20] **López-Martínez F,** Gómez Moreno G, Olivares-Ponce P, Eduardo Jaramillo D, Eduardo Maté Sánchez de Val J, Calvo-Guirado JL. Implants failures related to endodontic treatment. An observational retrospective study. Clin Oral Implants Res **2015**;26:992–995.

[21] **Mohamed A,** Steier L. Uncertain Decision-Making in Primary Root Canal Treatment. J Evid Based Dent Pract **2017**;17:205–215.

[22] **Nixdorf DR,** Moana-Filho EJ, Law AS, McGuire LA, Hodges JS, John MT. Frequency of persistent tooth pain after root canal therapy: a systematic review and meta-analysis. J Endod **2010**;36:224–230.

[23] **Olcay K,** Ataoglu H, Belli S. Evaluation of Related Factors in the Failure of Endodontically Treated Teeth: A Cross-sectional Study. J Endod **2018**;44:38–45.

[24] **Pjetursson BE,** Brägger U, Lang NP, Zwahlen M. Comparison of survival and complication rates of tooth-supported fixed dental prostheses (FDPs) and implant-supported FDPs and single crowns (SCs). Clin Oral Implants Res **2007**;18 (suppl 3):97–113.

[25] **Sánchez-Torres A,** Sánchez-Garcés MÁ, Gay-Escoda C. Materials and prognostic factors of bone regeneration in periapical surgery: a systematic review. Med Oral Patol Oral Cir Bucal **2014**;19:e419–e425.

[26] **Sim IG,** Lim TS, Krishnaswamy G, Chen NN. Decision Making for Retention of Endodontically Treated Posterior Cracked Teeth: A 5-year Follow-up Study. J Endod **2016**;42:225–229.

[27] **Siqueira JF Jr,** Rôças IN, Ricucci D, Hülsmann M. Causes

and management of post-treatment apical periodontitis. Br Dent J **2014**;216:305–312.

[28] **Siqueira JF Jr,** Rôças IN. Clinical implications and microbiology of bacterial persistence after treatment procedures. J Endod **2008**;34:1291–1301.

[29] **Slagter KW,** den Hartog L, Bakker NA, Vissink A, Meijer HJ, Raghoebar GM. Immediate placement of dental implants in the esthetic zone: a systematic review and pooled analysis. J Periodontol **2014**;85:e241–e250.

[30] **Tabanella G,** Nowzari H, Slots J. Clinical and microbiological determinants of ailing dental implants. Clin Implant Dent Relat Res **2009**;11:24–36.

[31] **Tabanella G.** "May Vitamin D Intake be a Risk Factor for Peri-Implant Bone Loss? A Critical Review". EC Dental Science 15.3 **2017**:71–76.

[32] **Tabanella G,** Schupbach P. "A Peri-Implant Soft Tissue Biopsy Technique to Analyze the Peri-Implant Tissue Sealing: A Non Invasive Approach for Human Histologies". EC Dental Science 16.2 **2017**:93–99.

[33] **Tabanella G.** Oral tissue reactions to suture materials: a review. J West Soc Periodontol Periodontal **2004**;52:37–44.

[34] **Tabanella G.** The "Buccal Pedicle Flap technique" for peri-implant soft tissue boosting. Int J Esthet Dent (in press).

[35] **Urban IA** , Nagursky H, Lozada JL, Nagy K. Horizontal ridge augmentation with a collagen membrane and a combination of particulated autogenous bone and anorganic bovine bone-derived mineral: a prospective case series in 25 patients. Int J Periodontics Restorative Dent **2013**;33:299–307.

[36] **Vela X,** Méndez V, Rodríguez X, Segalá M, Tarnow DP. Crestal bone changes on platform-switched implants and adjacent teeth when the tooth-implant distance is less than 1.5 mm. Int J Periodontics Restorative Dent **2012**;32:149–155.

[37] **Wessing B,** Emmerich M, Bozkurt A. Horizontal Ridge Augmentation with a Novel Resorbable Collagen Membrane: A Retrospective Analysis of 36 Consecutive Patients. Int J Periodontics Restorative Dent **2016**;36:179–187.

[38] **Zhao B,** van der Mei HC , Subbiahdoss G , de Vries J , Rustema-Abbing M , Kuijer R , Busscher HJ , Ren Y . Soft tissue integration versus early biofilm formation on different dental implant materials. Dent Mater **2014**;30:716–727.

[39] **Zitzmann NU,** Krastl G, Hecker H, Walter C, Waltimo T, Weiger R. Strategic considerations in treatment planning: deciding when to treat, extract, or replace a questionable tooth. J Prosthet Dent **2010**;104:80–91.

CHAPTER 2

第2章　诊断失败
DIAGNOSTIC FAILURE

外伤治疗不当导致的慢性根尖周病变及骨性结构畸形

Mistreated trauma associated with periapical chronic lesions and anatomical bone deformities

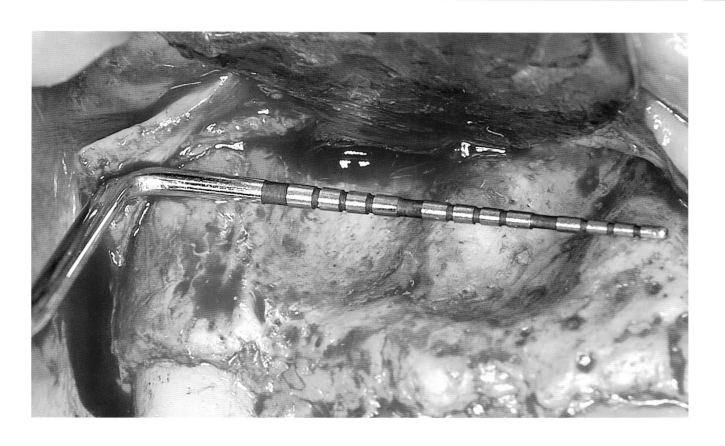

有关该临床病例的更多详
细信息，请扫描二维码，
关注后输入zz2观看视频
（时长：48分钟）

　　一位57岁男性患者，因20年前的外伤而出现右上颌中切牙及侧切牙变色前来就诊。自述2颗切牙当时都接受过牙髓治疗。后续未进行过正畸或修复治疗。根尖X线片和三维重建显示有根侧及根尖周病变、基骨萎缩，以及异常粗大的鼻腭管。

　　尽管该病例不会选择种植修复，但为了避免美学区牙槽嵴完全坍塌，必须在拔牙前进行复杂的骨增量。就此，我们提出了一种新的方法，在进行复杂的组织移植的同时可以加速愈合过程。采用这种方法，整个治疗时间大大缩减到7个月。

2.1   引言

这位患者十分敏感。他沉默寡言,在短短几分钟的沟通中发现,不敢微笑这件事从患者成年之后就一直困扰着他。患者已经习惯在说话时用手挡住上颌切牙。自述已经去过几家牙科诊所尝试解决这个美学困扰(图2-1~图2-12)。由于没有任何症状,因此在一开始并没打算治疗。后来才开始担心自己微笑时的美观问题。患者向一些诊所医生表示想解决牙齿变色以及中切牙及侧切牙不协调的问题(图2-13)。然而,拔除上颌中切牙及侧切牙的治疗方案患者表示无法接受。除此之外,患者对于在美学区进行种植修复也十分犹豫。因此,之前的治疗方案患者都不能接受。尤其对使用可摘局部义齿进行长期的过渡修复持怀疑态度。随后,患者的心理状态就变得不情愿,因此,拒绝接受任何牙科治疗,包括口腔卫生维护。患者一直以来都在寻求一种美观且持久的治疗方案,患者不考虑需要佩戴可摘临时义齿的方案,因为觉得这样会影响社交。尤其是听说需要佩戴可摘临时义齿长达1年,后续还有8个月的等待时间,才能完成最终的种植修复治疗。当患者来到我们诊所时,检查显示菌斑指数很高,同时具有牙龈炎及菌斑引起的广泛性重度牙周炎。首先帮助患者重建对医生的信任是十分重要的。

此类误诊患者再治疗的第一步是增强其自信心。明确局部组织最大限度的修复与再生潜能,了解患者的意愿及期望值,并将治疗效果可视化是当务之急。作为临床医生,我们有义务制订新的治疗方案来帮助患者提高治疗期间的生活质量。医生不仅需要在组织再生过程中提供固定的临时义齿,而且还需要开展新的治疗方案以加速整体治疗时间。

2.2   既往病史

患者除了良性前列腺增生外无特殊既往病史。在牙科治疗前一年患者接受了经尿道切除前列腺的手术治疗。

2.3   口腔专科病史

患者自诉在30岁时由于龋病接受过治疗。随后患者因前牙区外伤进行了根管治疗及修复治疗。在过去的5年里完成了24#及27#的固定局部义齿修复。从未看过口腔专科医生。患者自述过去15年内没有看过口腔医生。无口腔卫生维护及支持性治疗史。

2.4   主诉

"我想改善美观,哪怕医生说了改善不会太明显。我不想佩戴可摘局部义齿:这样我会觉得很难为情。我想让我的牙齿颜色变白并且让方向变正,但是我不想佩戴正畸托槽。"

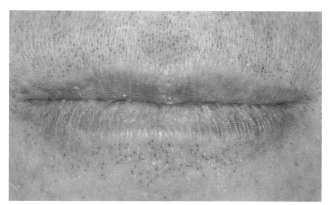

图2-1 正面观。

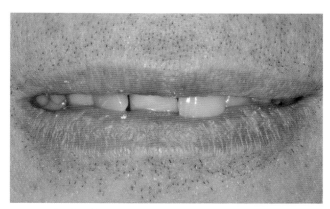

图2-2 轻度微笑，正面观：可见左上颌切牙向唇侧倾斜。

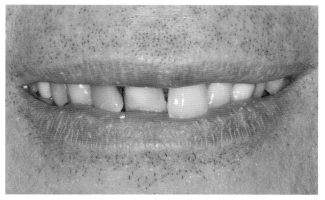

图2-3 中度微笑，正面观：右侧侧切牙和左侧中切牙唇倾。相反地，右侧中切牙舌倾，牙体和右侧侧切牙一样变色。

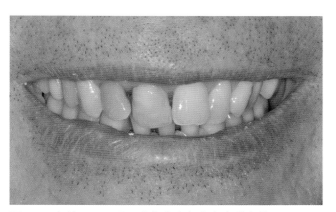

图2-4 大笑，正面观：这位患者很少有这种大笑。

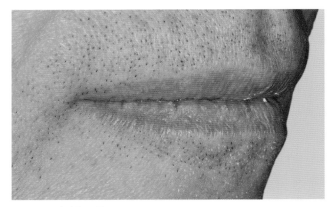

图2-5　右侧面观。

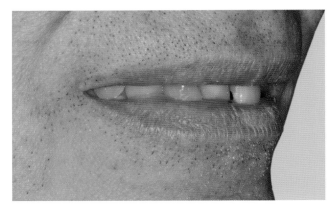

图2-6　右侧面观：轻度微笑。

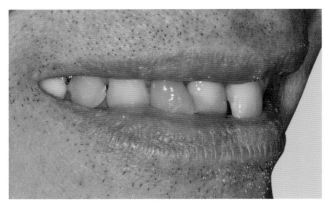

图2-7　右侧面观：中度微笑。

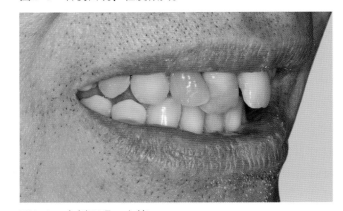

图2-8　右侧面观：大笑。

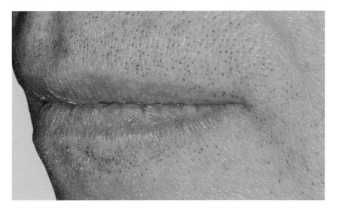

图2-9　左侧面观：息止位。

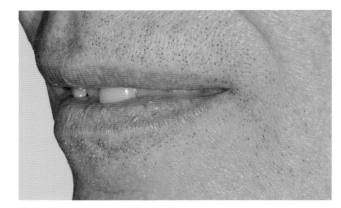

图2-10　左侧面观：轻度微笑。

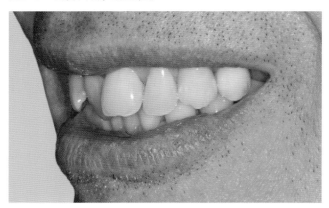

图2-11　左侧面观：中度微笑。

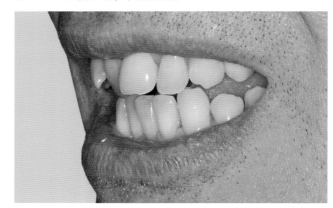

图2-12　左侧面观：大笑。

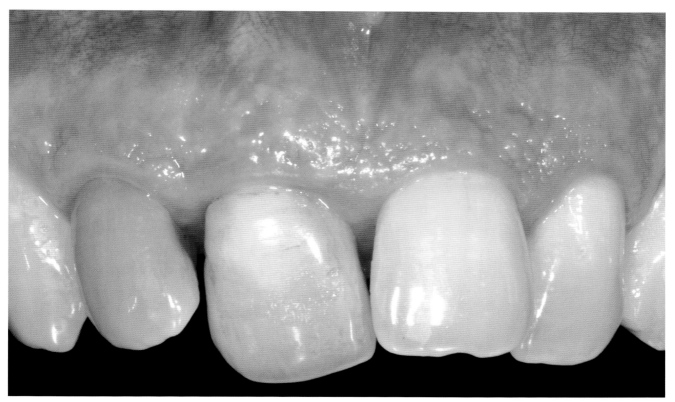

图2-13　前牙区术前照：改变背景颜色可以帮助明确牙体变色的类型，并且关注到釉质纹理。

2.5　影像学检查

　　全口根尖X线片（图2-14）显示由于大量龈下牙石导致的广泛性水平向骨吸收。上颌窦影像在第一前磨牙处最靠近根尖，并自此向后延伸至整个上颌后牙区。14#、12#-11#（图2-15～图2-17）、23#-25#、27#和47#可见明显的慢行根尖周病变。25#水平向折裂，伴有有症状的慢性根尖周病变，已侵犯上颌窦近中壁。全口牙片显示16#-14#，12#-11#，23#（图2-18），25#，27#和46#-47#充填体存在悬突及微渗漏。24#和27#固定局部义齿边缘开放及渗漏。患者自述之前12#外伤后进行了预防性的根管治疗。根管充填材料不均匀，根管较宽。11#扩孔预备不完善，根管呈曲线，根尖可见小的根周病变以及中度根管内侧病变。远中颈部区域可见外吸收影像。11#的近中可见明显粗大的鼻腭孔。

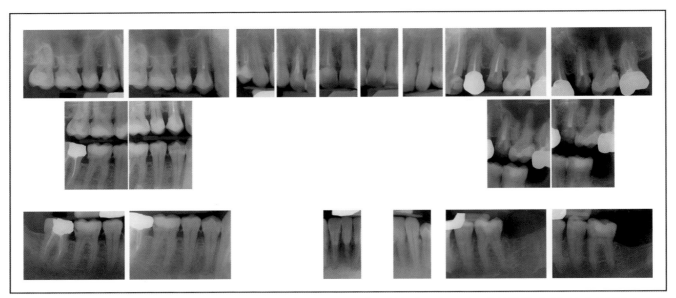

图2-14 全口根尖X线片显示牙周组织均匀减少，伴有水平向骨吸收及修复体悬突，以及先前接受过牙髓治疗的牙齿存在的根尖周病变。

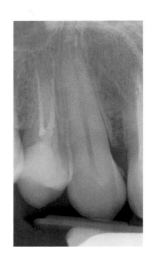

图2-15 13#牙根尖X线片。

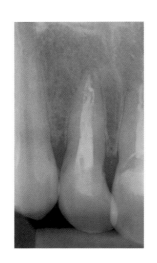

图2-16 12#牙根尖X线片显示由于失败的根管治疗所导致的慢性根尖周病变。

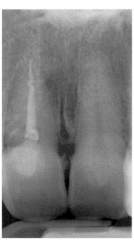

图2-17 X线片显示粗大的鼻腭管，根尖及牙根侧方有慢性病变，同时发现有牙根外吸收。

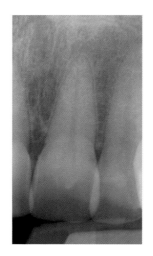

图2-18 左侧中切牙健康且没有任何病理改变，除了向唇侧倾斜。

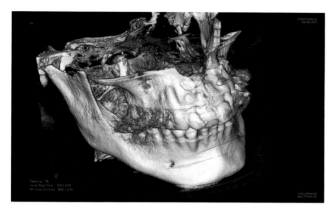

图2-19 三维重建显示11#牙唇侧骨板菲薄,并且在牙根侧方存在慢性病变以及骨穿孔。

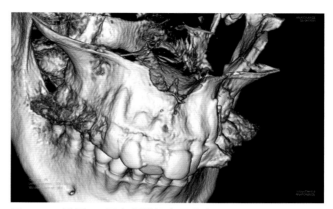

图2-20 显示11#牙有慢性根尖周病变。

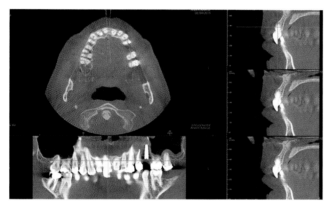

图2-21 矢状面显示11#牙有较大的根尖病变,以及异常粗大的鼻腭管,同时可见唇舌向骨量很少。

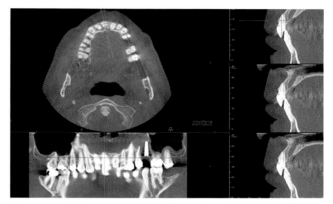

图2-22 矢状面显示11#牙区域不具备即刻种植的条件。

然而,三维重建(图2-19和图2-20)显示该病例确实需要治疗。事实上,三维模型显示唇侧骨板菲薄甚至穿通。矢状面(图2-21和图2-22)显示11#有大范围根尖周病变,根尖X线片颊侧和舌侧皮质骨板重叠,因此未能准确显示。

对于整体治疗来说,更重要的是要注意这个异常巨大的鼻腭管,与颊舌向仅2mm宽的基骨相连。对于这一特殊的临床病例,影像学检查无疑可以帮助临床医生做出正确的治疗。

牙周袋		3 2 3 3 5 3	3 2 3 3 3 3	4 2 3 4 2 4	4 2 3 5 2 3	2 1 2 3 2 3	2 2 2 3 2 3	3 4 3 3 3 5	2 2 2 3 2 2	3 2 2 4 2 3	3 2 3 3 2 3	3 2 3 3 3 3	4 2 3 4 2 3	3 2 4 3 2 3	5 3 3 3 3 3	
	18	**17**	**16**	**15**	**14**	**13**	**12**	**11**	**21**	**22**	**23**	**24**	**25**	**26**	**27**	**28**
	48	**47**	**46**	**45**	**44**	**43**	**42**	**41**	**31**	**32**	**33**	**34**	**35**	**36**	**37**	**38**
牙周袋		3 3 4 3 2 3	5 3 7 3 2 3	3 2 5 3 2 2	5 2 5 2 2 2	2 2 4 2 2 5		4 2 3 5 2 2	4 2 4 4 2 5	3 3 3 4 2 3	3 2 3 3 2 3	2 2 2 2 2 2	3 2 4 4 2 3	3 3 3 4 2 2		

图2-23　病理性牙周病探诊的位点与先前接受过修复性或牙髓治疗的牙位相邻。

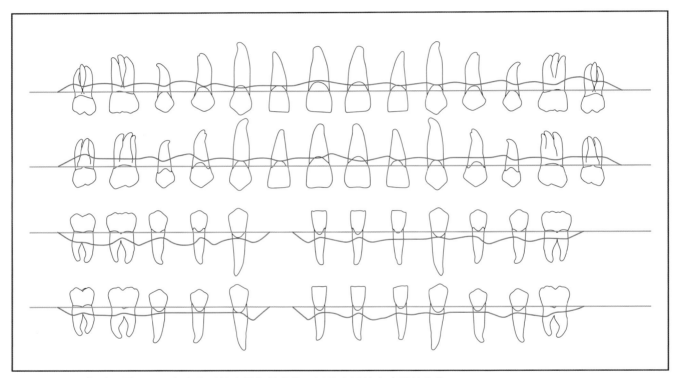

图2-24　牙周探诊记录图显示存在广泛性水平向骨吸收，以及广泛的中度附着丧失。

2.6　临床检查

　　总体上，牙周检查（图2-23和图2-24）显示在初次牙周洁治及根面平整后有牙周组织的丧失以及中等探诊深度。邻牙存在充填体悬突的患牙在牙周非手术治疗后仍然存在病理性牙周袋。不完善的充填治疗被认为是牙周病的促进因素。近远中触点不紧密是12#食物嵌塞相关的牙周病变的易感因素。由于创伤及失败的根管治疗导致12#及11#牙体变色。上颌牙排列不齐，侧切牙12#颊倾，中切牙11#舌倾。这其中最主要的差异与12#及22#白色美学有关，不仅关乎位置（22#相对21#更突出，并且切缘更靠近冠方），也关乎形状（22#相对12#更长）。无膜龈关系异常并且有良好的角化龈。总而言之，上颌4颗切牙拥挤——12#及21#唇倾，同时11#及22#过于舌倾。

2.7 诊断

菌斑导致的慢性牙周炎；上颌切牙错殆畸形；12#及11#根管治疗失败而导致牙体变色以及根尖周及根侧的慢性牙髓病损。

2.8 预后

良好：12#
尚可：11#
差：无
总体：良好

2.9 适应证和治疗目标

患者对口腔治疗有特殊要求：患者拒绝正畸治疗以及多颗牙拔除，即使短短几周患者也不愿佩戴可摘局部义齿。患者完全丧失自信并且需要在正常的社交生活中建立自信。治疗目标如下：

（1）治疗过程中避免可摘活动义齿以提高患者自信。

（2）获得对医疗行业的信任。

（3）治疗牙周病。

（4）使用增强型临时固定义齿，快速提高美学效果。

（5）治疗根尖周及侧支牙髓病变。

（6）减少总体愈合时间。

（7）改善种植体周围生物型，以利于种植体支持式修复体长期维护。

2.10 决策标准

决策是基于患者再治疗的可能性。尽管患者是厚龈生物型，但三维重建显示唇侧骨板较薄。本病例十分特殊，因为患者拥有中等厚度的牙周软组织和菲薄如纸的唇侧骨板，同时存在因牙髓治疗失败导致唇侧出现的骨开窗。患者提出，不想考虑正畸治疗，但很明显，11#的唇倾会使其颊侧骨板厚度变薄以及骨开窗，从而加重唇侧骨吸收，因此，即使是完成根管再治疗的情况下，正畸治疗也不够合理。同样，大范围的牙髓病变可能需要根尖切除术。只有11#预后存在不确定性，因此不需要大量拔除患牙。基于患者的愿望和期望，有必要通过修复改变牙齿的位置。在这个层面上，又有理由拔除11#，并且预备12#及21#，由此通过修复手段改变牙齿位置。然而，拔除右侧切牙就必须要考虑上颌骨前部解剖情况。事实上，矢状面显示11#存在巨大的慢性根尖周病变，并伴有侧支慢性牙髓病变。此外，11#存在菲薄的颊侧骨板和一个厚度为2mm的残留基骨，以及粗大的鼻腭管。拔除11#将导致进一步的骨改建，颊间骨板吸收及牙槽嵴塌陷：种植手术将受到鼻腭管和颊侧骨壁解剖空间的限制，增加了手术风险。

移除牙髓病变以及牙槽窝所残留的空间可能会促进唇舌侧以及冠根向的牙槽骨吸收。类似的，拔牙窝位点保存不足以补偿骨重建，因为拔牙后会留下多个空位：根尖周及侧支牙髓病变，鼻腭管以及拔牙窝本身。此外，即使在行牙槽窝位点保存术后，菲薄的颊舌径依然不能进行种植体植入。因此，有必要彻底改变传统的外科顺序并且改变手术步骤：在拔牙前应进行骨移植，这样在拔牙时，颊侧骨窗不仅可以对软组织有足够支持，而且可以保证种植体植入。这种创新的外科方式必须在位点完全没有炎症及感染的情况下进行。因此，更重要的是在翻瓣之前完成11#及12#的根管再治疗。在这种特殊情况下，由于根尖肉芽肿的存在，将不会选择根尖切除术，并且会同期行引导骨组织再生术（GBR）。

2.11　治疗计划

（1）牙周非手术治疗：全口刮治术及根面平整术，口腔卫生宣教及支持治疗。

（2）4～6周后再评估。

（3）12#及11#根管再治疗。

（4）在拔牙及种植前进行GBR。

（5）4个月后：拔除上颌右侧切牙同时进行即刻种植，同期于拔牙窝内外行GBR，预备12#及21#并且制备由12#及21#支持的临时固定义齿，放置与种植体连接的即刻临时基台。

（6）术后3个月：佩戴CAD/CAM切割的全瓷单冠；支持及维护治疗。

2.12　器械及技术要点

第一种外科方法的目的是保留龈乳头。一定要避免翻腭瓣以维持完整的血供。在术区使用显微剥离子TABANELLA 2（图2-25）分离龈乳头并且翻瓣。与普通手术方法相比，显微剥离子的角度不同。将锋利的工作尖插入龈乳头底部，将软组织垂直于牙槽嵴顶轻轻翻起。显微剥离子要插入剥离至膜龈联合，这样才可以避免瓣穿孔的风险。使用TABANELLA 2可以保证瓣的完整性并且可以轻柔地分割龈乳头。然后使用更宽的骨膜剥离子翻开全厚瓣（图2-26～图2-28）。不需做垂直切口，以保持血管完整性，从而减少患者的不适。然而，在不翻腭侧瓣的情况下，有必要翻开较宽的水平瓣来替代垂直切口。替代垂直切口这种微创的方法可以翻起全厚瓣，同时也可以非常轻柔地处理软组织。暴露唇侧骨板后（图2-29～图2-34），可以看到由于根管再治疗后根尖周病变范围减小，因此不需要行根尖切除术。当需要从较难到达的区域进行微创取骨时，使用TABANELLA 2从邻近区域采集自体骨颗粒。反向剥离子（图2-35）及刮骨器用于容易到达的区域。然后将50%自体骨与50%异种骨

（脱矿牛骨）混合。使用多颗钛钉固定可吸收胶原膜（图2-36）。钛钉的数量取决于骨增量的面积大小，也与膜所需要达到的稳定性有关。使用手动器械进行骨皮质内穿孔（图2-37和图2-38），因此几乎所有手术过程都不需要使用生理盐水，使胶原膜保持干燥，这样可以使胶原膜操作性更好，并有助于骨粉聚集。骨皮质内穿孔也能使骨粉更好地融合，加快愈合。这是第二阶段手术中常见的临床发现。然后将钛钉固定在膜的根尖端，该膜事先需按照龈乳头形状修剪。一个重要的步骤是过量植骨以补偿骨改建时的骨吸收。考虑到邻近骨厚度不足等危险因素，据此对12#进行了骨增量以降低牙龈退缩的风险，并支撑11#颊侧骨窗。将骨碎片（图2-39和图2-40）适当地植入在人造五壁骨袋内需要花费一定时间。使用TABANELLA 1从冠根向及近远中向压入骨粉。避免骨颗粉之间形成死腔，因为这将会引起骨增量材料的吸收，进而无法获得理想的骨增量效果。使用钛钉固定胶原膜冠部部分。（图2-41～图2-44）。

5-0聚丙烯缝线悬吊缝合（图2-45和图2-46）。在这一手术步骤中需要考虑的一个重要因素是11#的外吸收：11#在4个月后就会被拔除，因此没有治疗其病变，这种方法会增加水平向骨折的风险。术后拍摄根尖X线片（图2-47和图2-48），以确定随访开始的时间。

经过4个月的平稳愈合后（图2-49～图2-54），进行三维重建（图2-55～图2-61），二期也就是最后一个阶段手术开始（图2-62和图2-63）。翻起最小的全厚瓣至11#周围颊侧骨板。联合使用手动微创牙挺及超声器械使11#脱位，轻柔拔除11#（图2-64～图2-69）。向腭侧、远中和近中方向进行脱位，避免从颊侧脱位，以保护菲薄的颊侧骨板，避免骨折（图2-70～图2-72）。使用扩孔钻和攻丝钻以及骨凿预备种植窝，于种植位点植入一枚11.5mm×4.3mm的锥柱状植体（图2-73～图2-88）。种植窝采用极差备洞，以获得更好的初期稳定性。种植窝预备偏腭侧，进而植体长轴可以沿舌隆突方向并且与腭侧自体骨建立紧密结合。这种方法可以使大部分种植体螺纹与腭侧骨紧密结合。只有少量的位于冠部的螺纹会暴露于种植体朝向拔牙窝的方向。采用了一种新型的GBR（图2-89～图2-98）。异种骨移植物植入拔牙窝及颊侧骨板，以增加种植平台周围的骨厚度。

用钛钉固定可吸收的胶原膜，先固定根尖部，再固定两侧。然后用脱矿牛骨粉填充空隙，最后用两枚钛钉在近远中固定胶原膜。将临时钛基台置于种植体平台，并用5-0聚丙烯缝线连续悬吊缝合（图2-99~图2-101），并用6-0聚丙烯缝线间断缝合。

修复阶段始于邻牙的预备：右上颌侧切牙及左上颌中切牙。临时修复体进行重衬并粘接于12#、21#及种植体上（图2-102~图2-105）。3月后无须进行种植体周围软组织增量（图2-106~图2-114），患者已经准备接受12#、11#及21#的永久CAD/CAM全瓷冠修复（图2-115~图2-159）。

时间轴

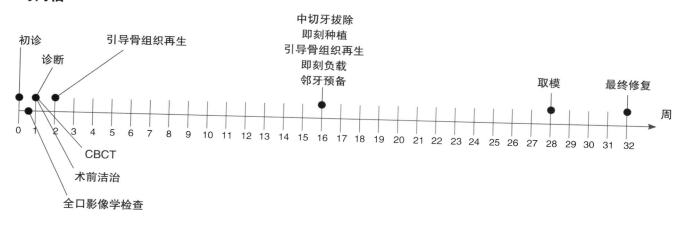

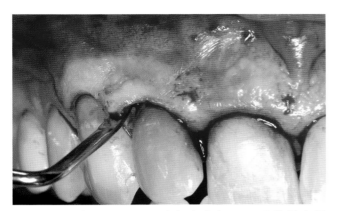

图2-25　使用15C号刀片行沟内切口，显微剥离子TABANELLA 2翻开龈乳头，进而减小龈瓣穿孔的风险。

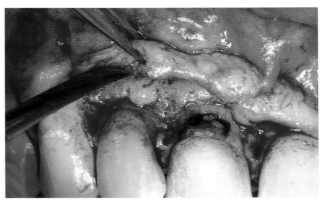

图2-26　当发现唇侧凹陷及纤维组织时，建议使用微创剥离子分离纤维组织后再使用较宽的剥离子。

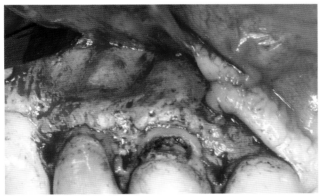

图2-27　唇侧骨基质极少，呈透明状，可透过菲薄的骨面看到根面形态。

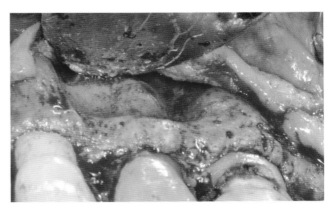

图2-28　较厚的骨桥连接切牙。11#牙颈部可见龋坏及外吸收。

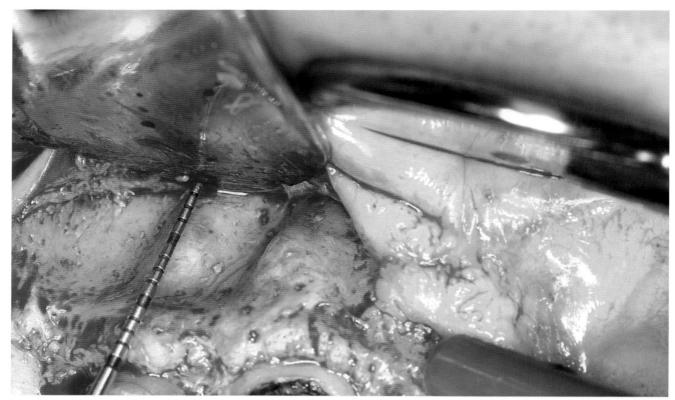

图2-29 透过11#唇侧菲薄骨面可见牙胶。所需骨增量至少10mm。天然牙的骨量也必须恢复，以利于长期维护。

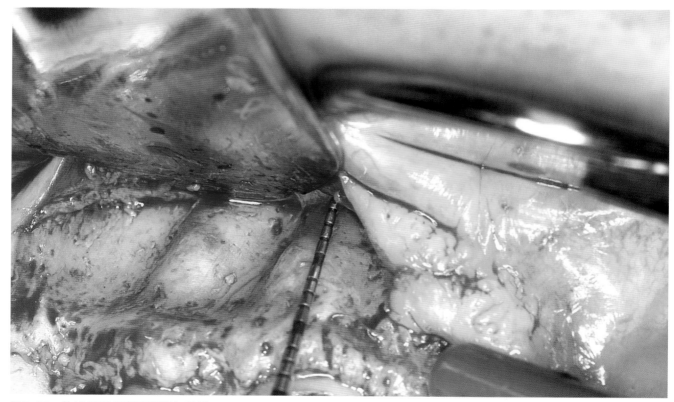

图2-30 从13#至21#都需要增加骨量。

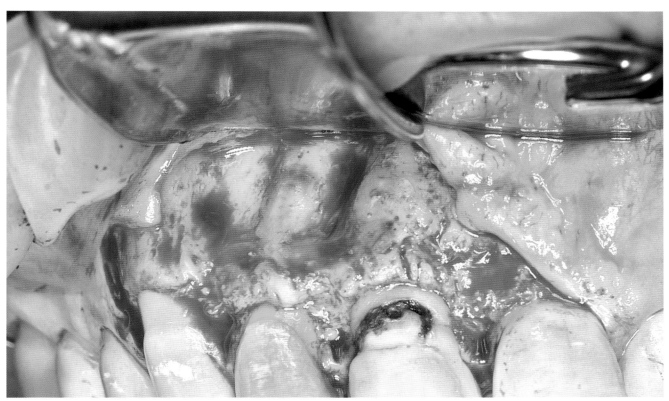

图2-31　于13#远中行较小的垂直切口以增加瓣的延展性。

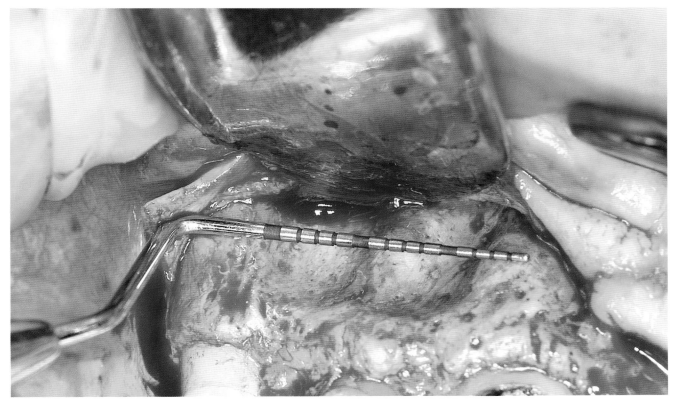

图2-32　近远中向需要接近18mm的骨增量。

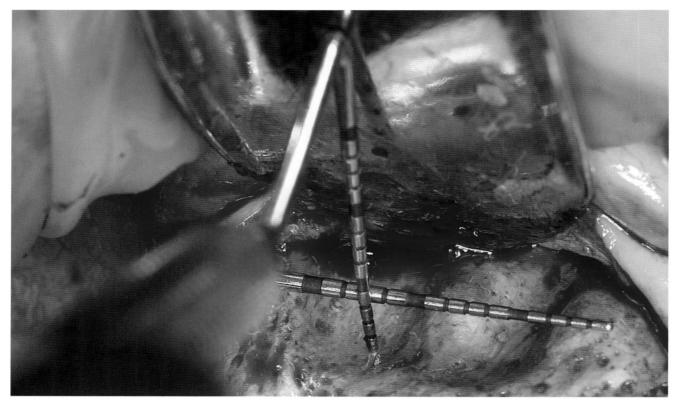

图2-33　颊舌向需要至少5mm的骨增量。

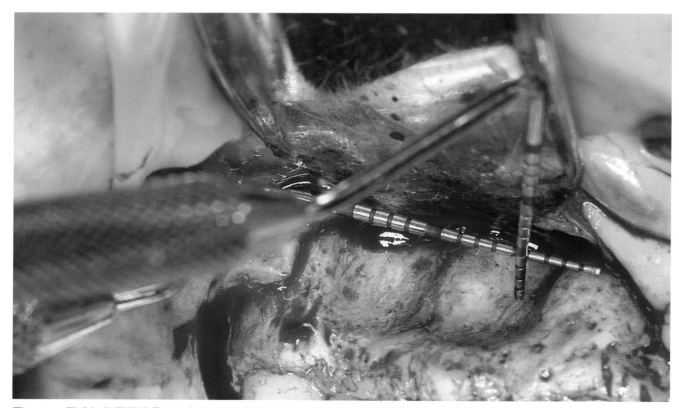

图2-34　唇舌向所需要的骨量应考虑11#区种植体的放置以及种植体周围唇侧骨窗骨量的维持：此位点需过量植骨以补偿自然骨改建所带来的骨吸收。

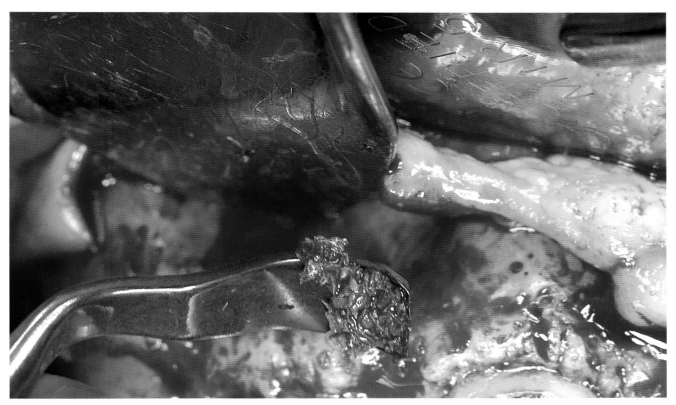

图2-35 使用反向剥离子收集邻牙区小块的自体骨。

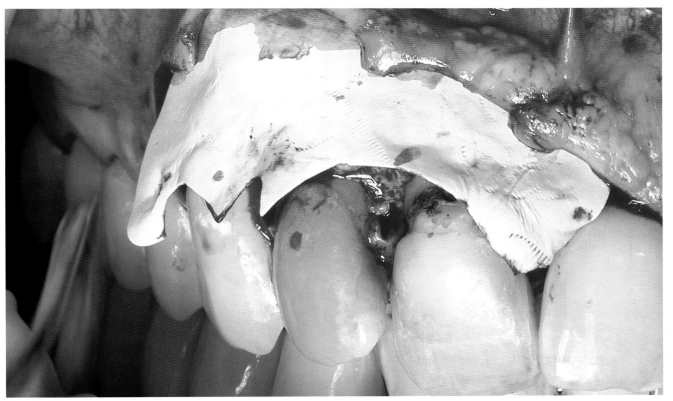

图2-36 将非交联可吸收猪胶原蛋白膜按照最终的龈乳头形态修剪。

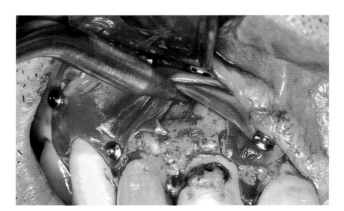

图2-37　采用钛钉将胶原膜固定于唇侧根尖区域。

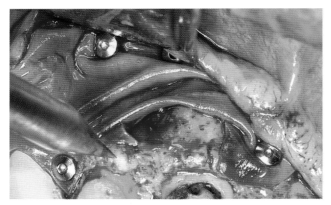

图2-38　使用手动器械进行骨皮质内穿孔。这样做可以避免使用高速涡轮机，相应地不需要生理盐水，以使胶原膜保持干燥。这样比起潮湿的胶原膜操作性更好。

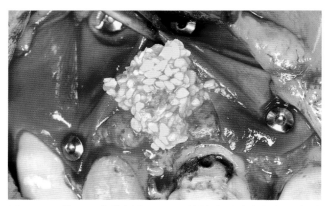

图2-39　将50%自体骨与50%异种骨（脱矿牛骨）混合并植入人造五壁骨袋内。

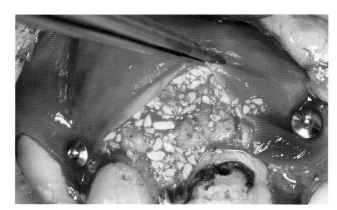

图2-40　使用TABANELLA 1从冠根向及近远中向压入骨粉，注意避免在骨粉之间形成死腔。

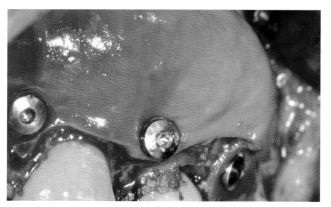

图2-41　11#牙区域膨大明显：此区域将放置种植体。

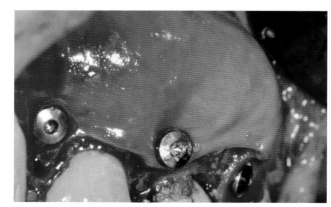

图2-42　骨增量区侧面观。

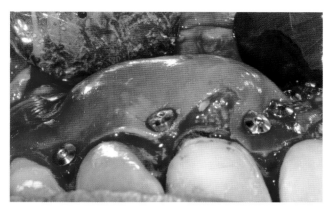

图2-43　胶原膜固定好并且不会移动。没有骨颗粒移动。

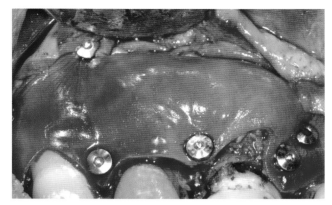

图2-44　钛钉的数目取决于骨萎缩的范围和形态。

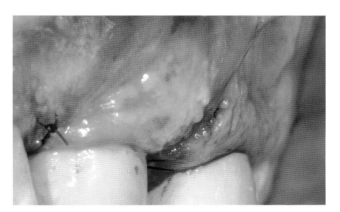

图2-45　悬吊缝合使龈瓣向冠向移位。

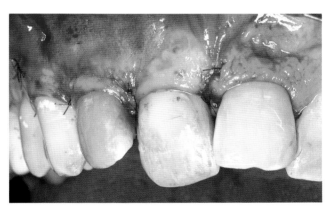

图2-46　没有翻起腭侧瓣，使得唇侧瓣可以附着于腭侧并完全恢复。

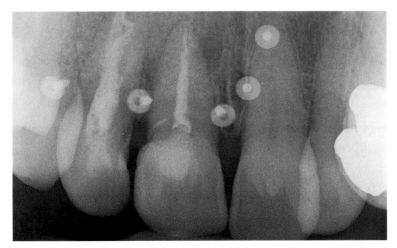

图2-47　术后根尖X线片。

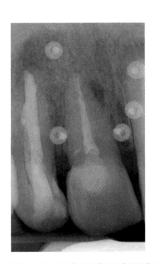

图2-48　钛钉固定于胶原膜近远中邻面。

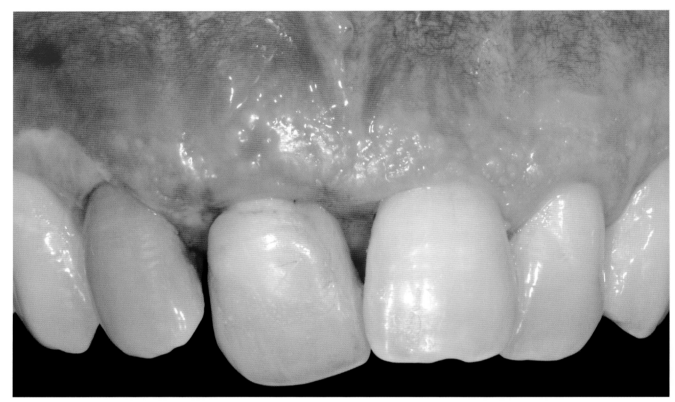

图2-49　伤口愈合平稳。增加垂直切口的区域上皮轻微退缩。

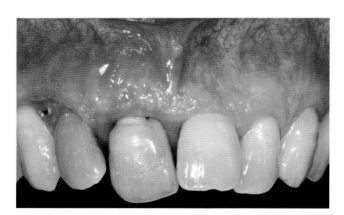

图2-50　愈合后3周。13#牙远中可见钛钉。

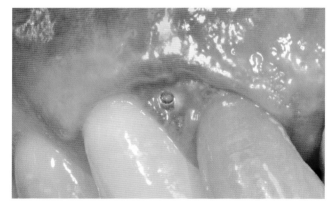

图2-51　暴露的钛钉。钛钉变得更浅表，但是没有疼痛或溢脓。

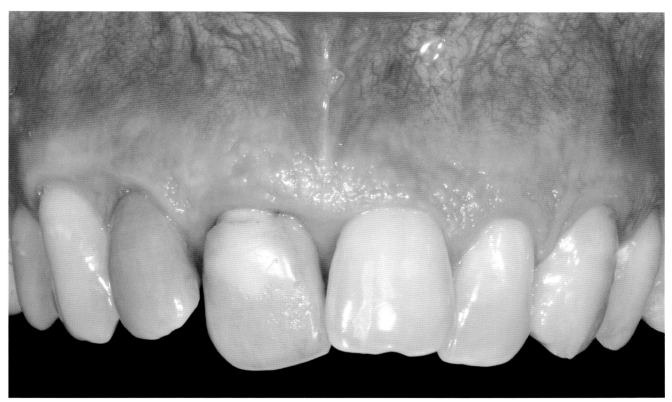

图2-52　3.5个月后愈合组织逐渐成熟。

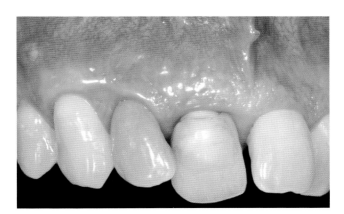

图2-53　侧面观显示成熟的组织。

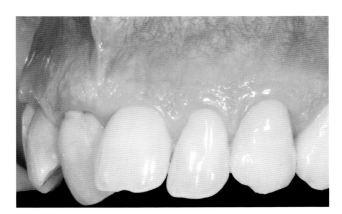

图2-54　对侧面观可见13#-11#植骨区骨量增加。

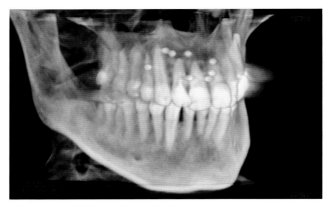

图2-55　骨增量区三维重建。

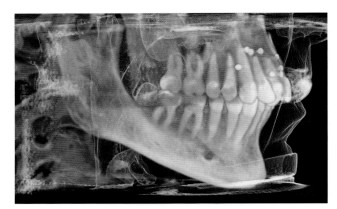

图2-56　侧位三维视图显示骨结构和软组织之间的解剖关系。

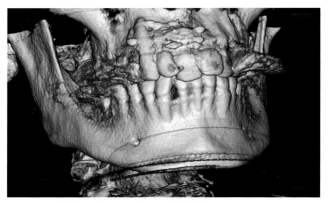

图2-57　骨增量术后3.5个月三维重建。

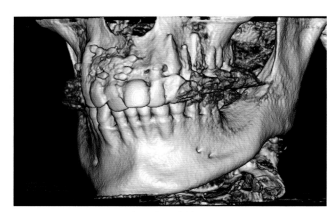

图2-58　13#-11#骨增量的重建情况。

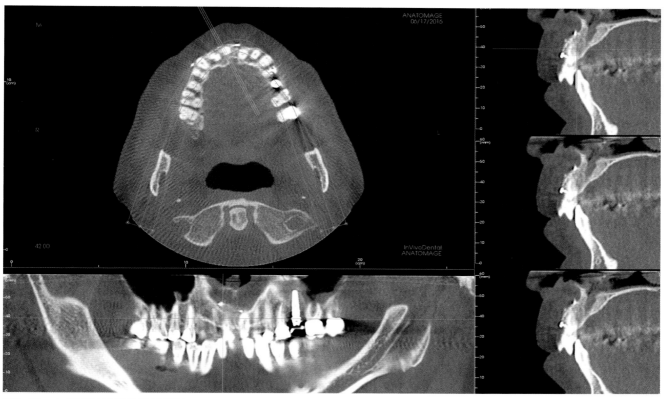

图2-59 矢状面显示出骨增量情况。

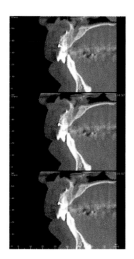

图2-60 近距离观察矢状面：颊侧骨板变厚。

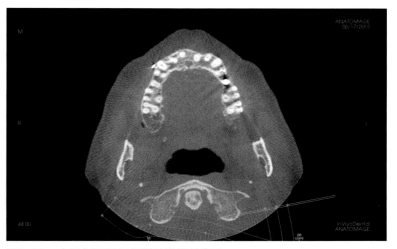

图2-61 水平切面显示颊侧骨轮廓的存在。

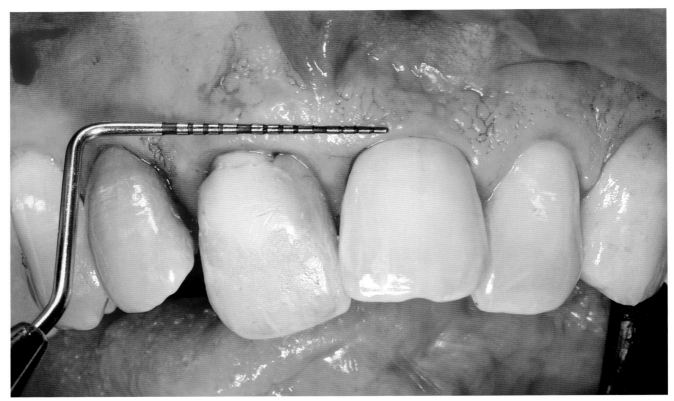

图2-62　GBR以及冠向复位瓣后，角化龈增宽。

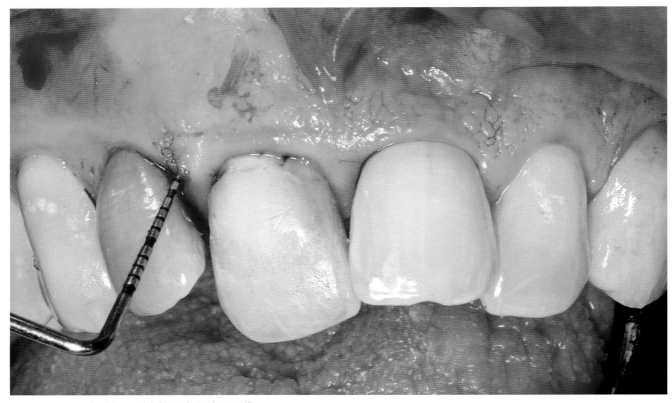

图2-63　GBR术后邻面没有探及病理性牙周袋。

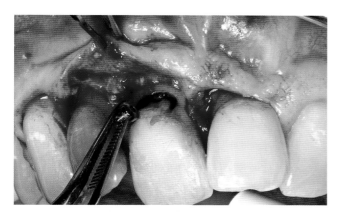

图2-64　翻瓣后移除最靠近冠方的钛钉。

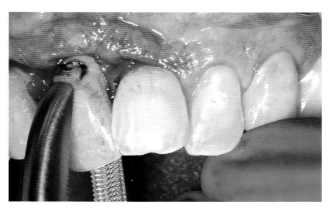

图2-65　11#轻柔脱位后拔除。

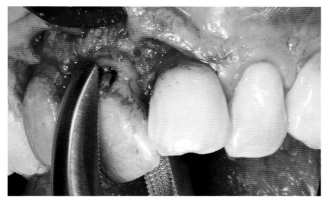

图2-66　使用旋转力。

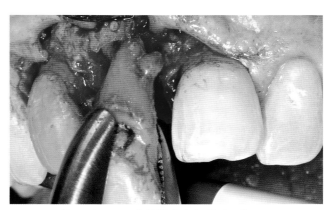

图2-67　拔牙后可见近中慢性病变仍附着于根面。

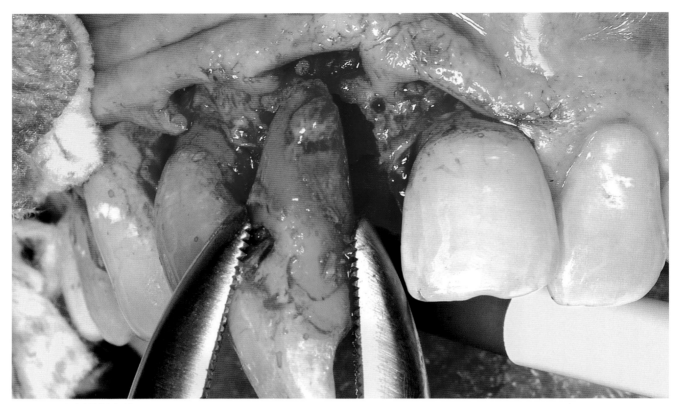

图2-68　颊侧骨板完整。

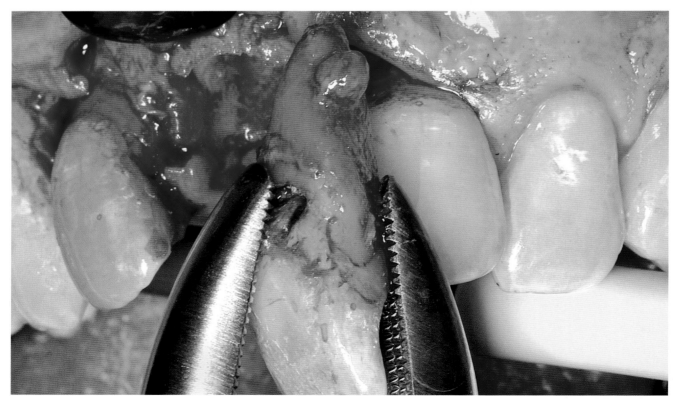

图2-69　拔除右上颌中切牙。

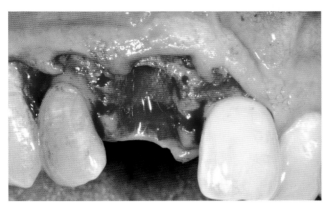

图2-70　与对侧骨相比，颊侧骨的垂直水平位置更靠近根方：新的骨增量方法并不能获得合适的三维骨量。

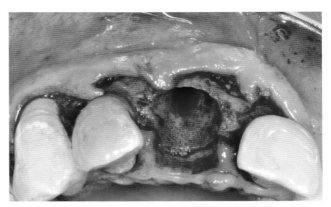

图2-71　微创翻瓣，腭侧软组织完整。

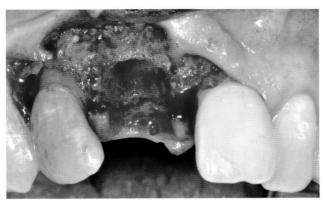

图2-72　骨再生术3.5个月后仍可见少量异体骨颗粒。

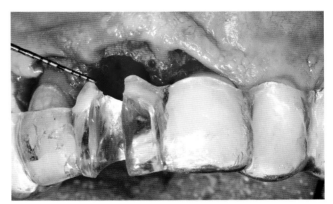

图2-73　使用外科导板检测植入深度。同时可以透过导板评估红白美学及穿龈轮廓。

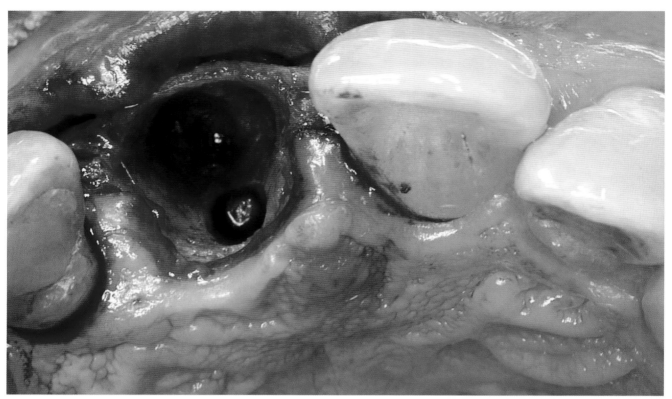

图2-74　种植体所有的螺纹将与腭侧骨紧密接触，并获得初期稳定性。

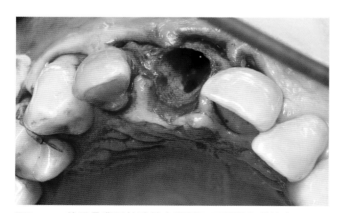

图2-75　使用骨凿及扩孔钻在腭侧面开始预备种植窝。

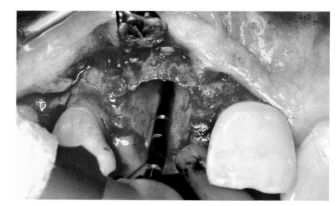

图2-76　扩孔钻在拔牙窝腭侧壁进行预备。

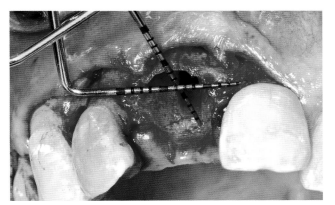

图2-77　近远中骨壁可以提供较高的初期稳定性。

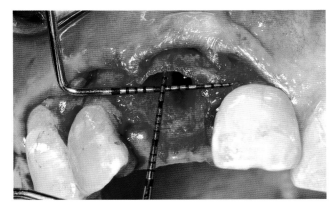

图2-78　以修复为导向植入种植体。

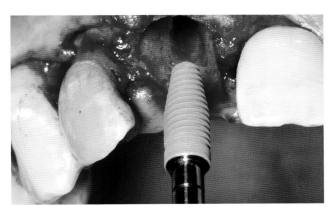

图2-79　植入一颗11.5mm×4.3mm种植体。

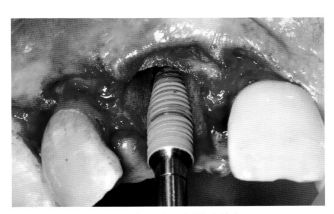

图2-80　植入种植体使螺纹与腭侧骨壁结合。

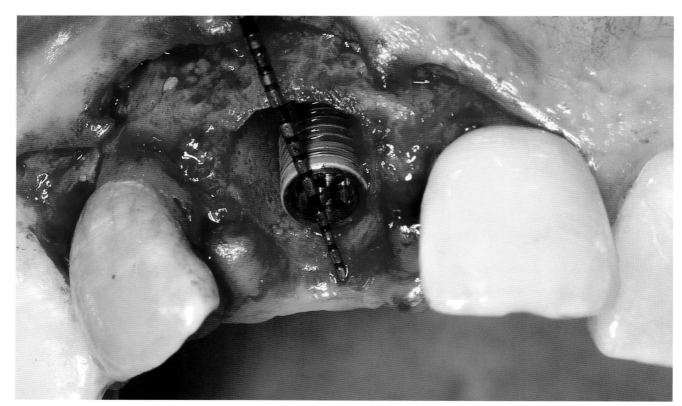

图2-81　冠部间隙宽度约5mm。

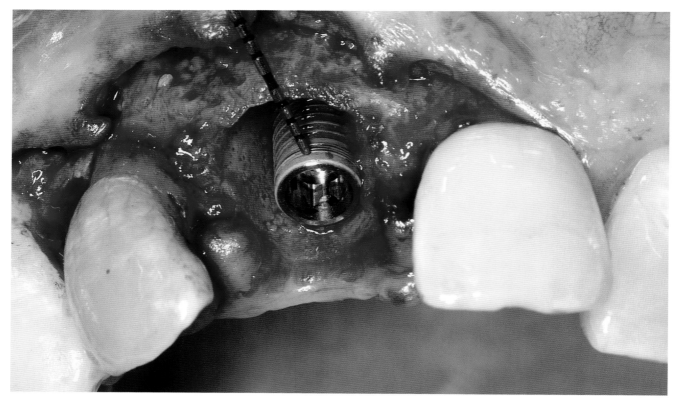

图2-82　该间隙向根方延伸4mm。

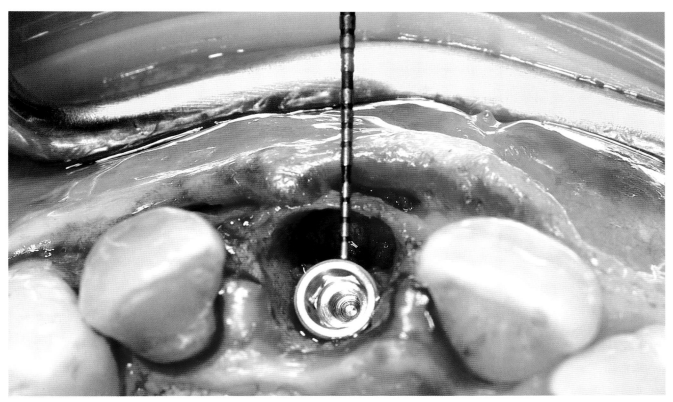

图2-83　探针越向根方移动，间隙越小。

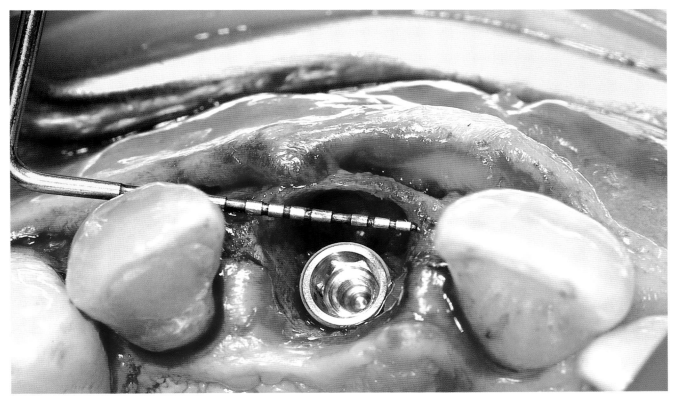

图2-84　近远中间隙约9mm。

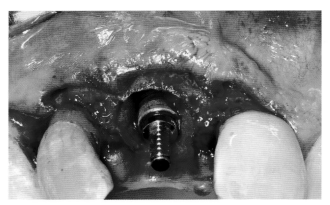

图2-85　即刻放置螺丝固位临时基台。

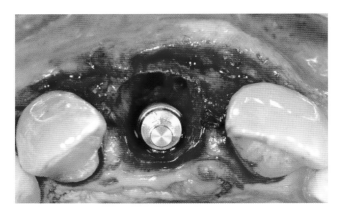

图2-86　在三维方向上以修复为导向植入种植体。

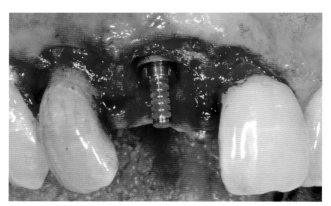

图2-87　种植体稍偏远中以获得扇贝状龈缘外形。

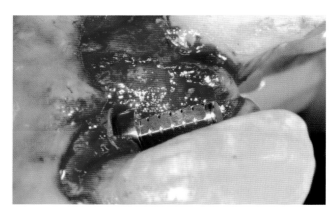

图2-88　因为垂直向存在3mm的骨缺损，所以种植体平台有暴露。

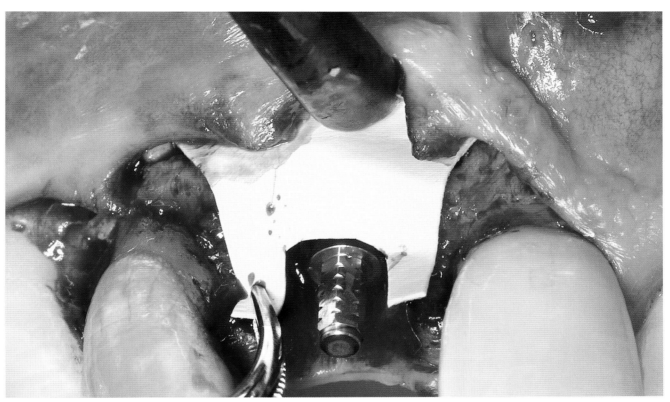

图2-89　修剪可吸收胶原膜，固定于颊侧。

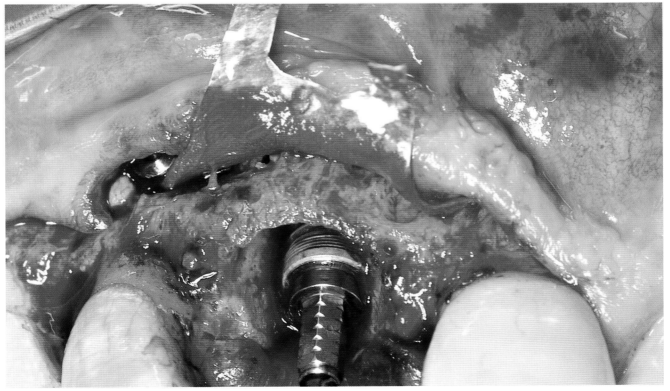

图2-90　将胶原膜翻转至颊侧，以暴露膜下骨面。

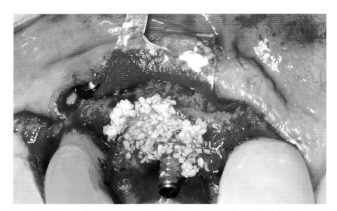

图2-91 将脱矿牛骨植入牙槽内，以减少牙槽嵴的颊舌向塌陷。

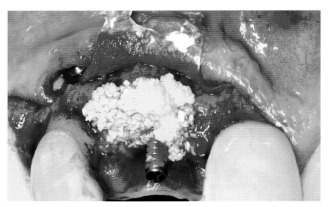

图2-92 将同样的生物材料置于胶原膜和颊侧骨板之间，形成"三明治技术"。

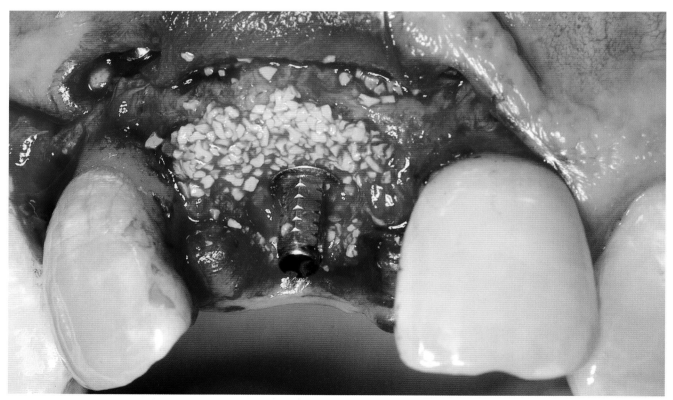

图2-93 用TABANELLA 1器械将植入物混合均匀。

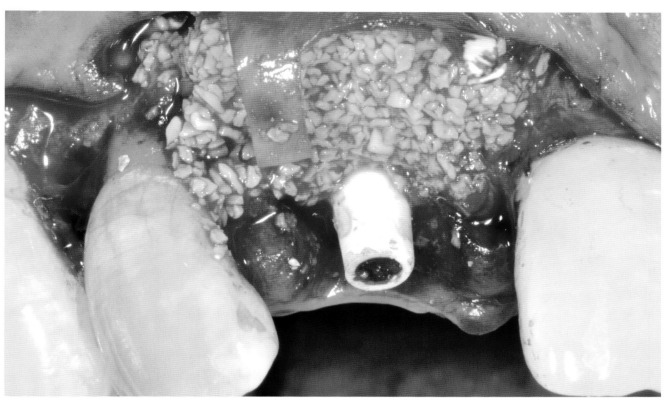

图2-94　胶原膜翻转至颊侧。

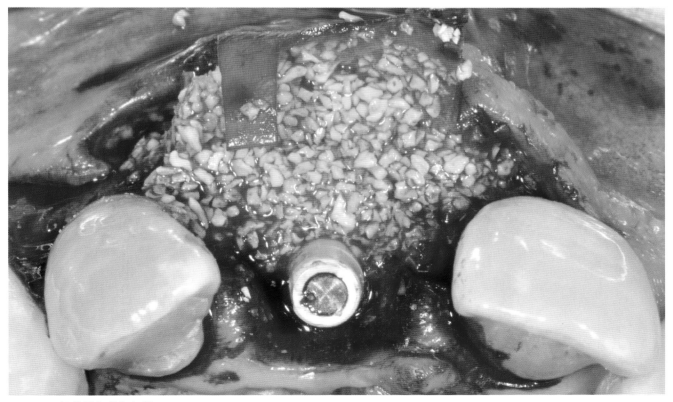

图2-95　轻微抬起软组织瓣。

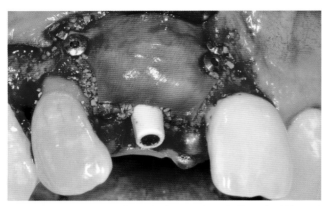

图2-96 使用多个钛钉固定胶原膜并留有放置临时基台的开口。

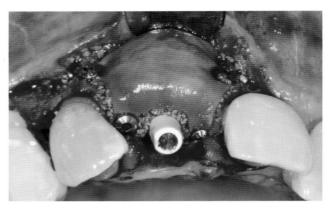

图2-97 行GBR并即刻负重。开放龈瓣：此创新方法在行GBR时保持伤口开放。

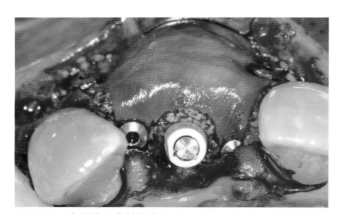

图2-98 胶原膜及骨粉稳定。

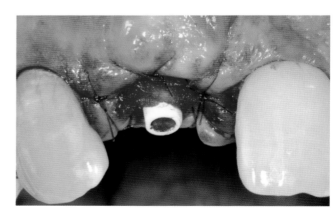

图2-99 5-0聚丙烯缝线水平加固缝合，然后采用简单间断缝合。

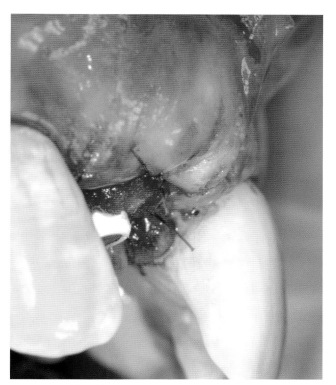

图2-100 侧面观。

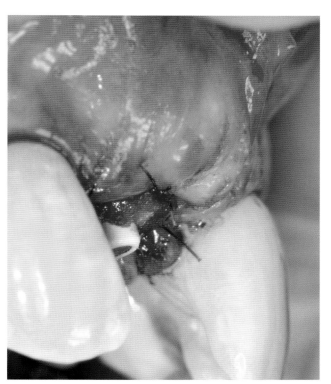

图2-101 组织附着牢固。

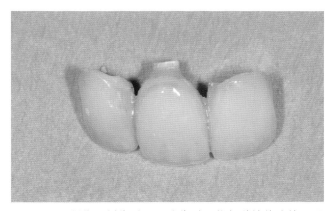

图2-102 制作即刻临时牙。此临时牙将与种植体连接,同时预备12#及11#牙。

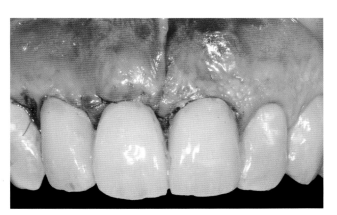

图2-103 粘接临时牙。

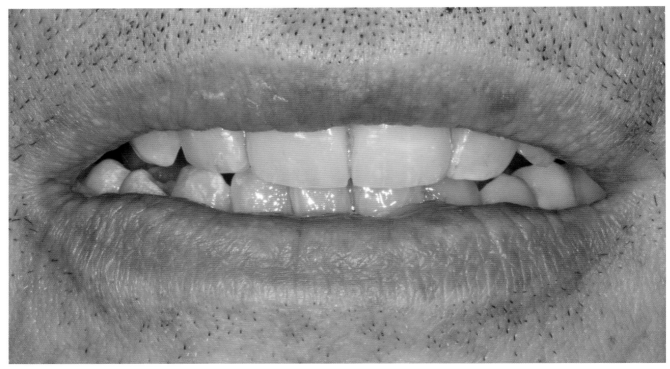

图2-104　术后即刻患者微笑观。

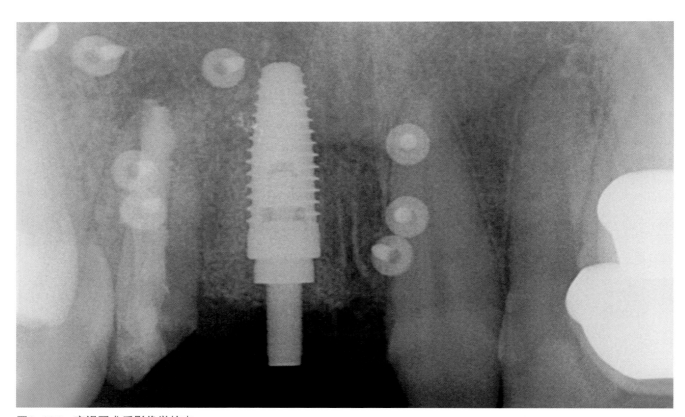

图2-105　宽视野术后影像学检查。

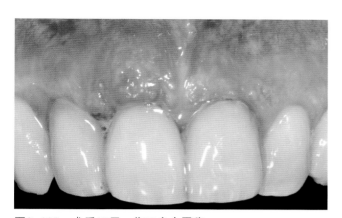

图2-106　术后10天，伤口愈合平稳。

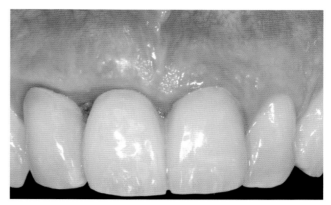

图2-107　术后2个月，软组织轻微退缩，钛钉暴露。此钛钉暴露并非手术并发症，因为可吸收胶原膜的使用大大减少了伤口暴露、手术失败的风险。

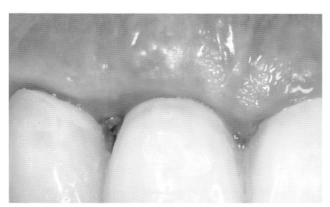

图2-108　暴露钛钉。

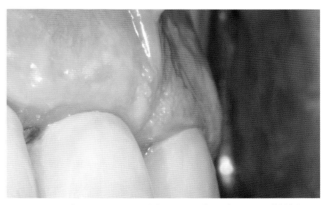

图2-109　术后2个月，即刻负重的种植体周围颊侧软组织外形良好。钛钉周围软组织愈合平稳。

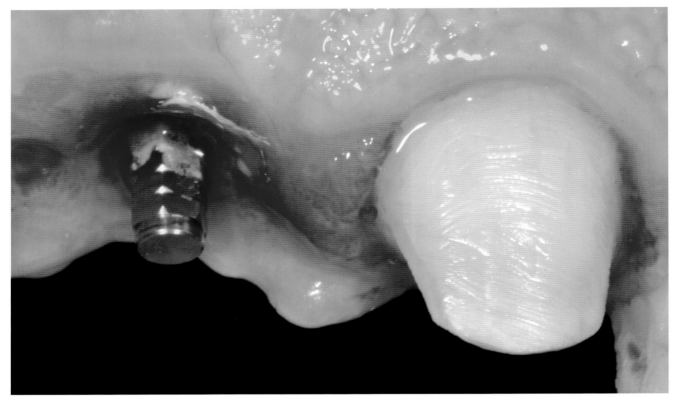

图2-110　术后3个月，愈合平稳，黏膜上可见小颗粒骨粉附着。

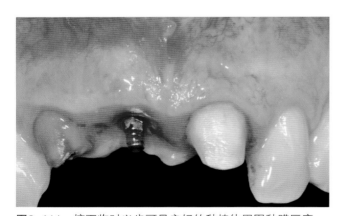

图2-111　摘下临时义齿可见良好的种植体周围黏膜厚度。

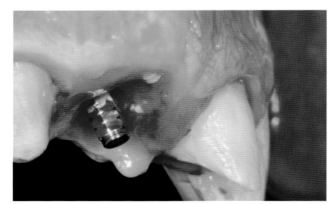

图2-112　种植体周围黏膜厚度增加，种植体周围牙龈生物型比邻牙21#厚。

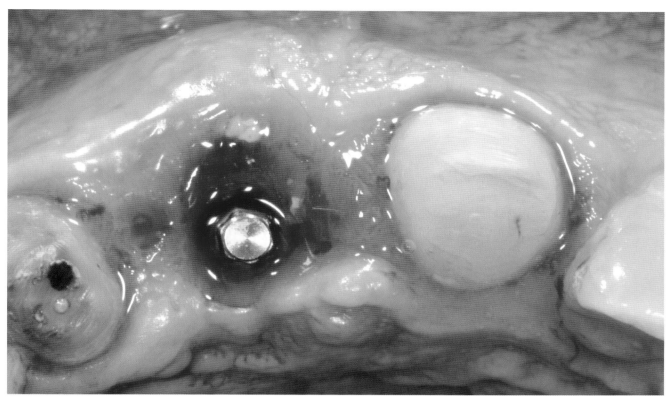

图2-113　从殆面观能够更明显观察到软组织再生。

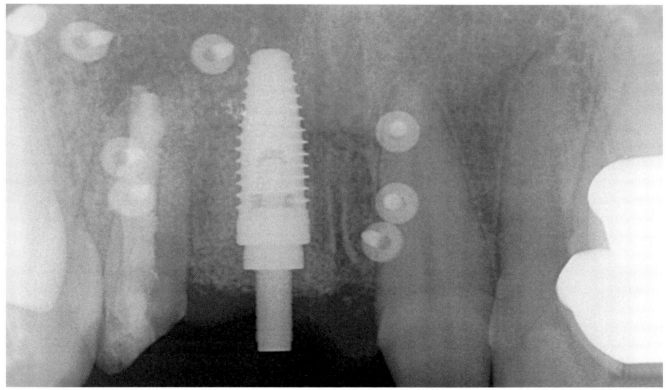

图2-114　术后根尖X线片示种植体周围稳定的骨结合、协调增量的骨组织。

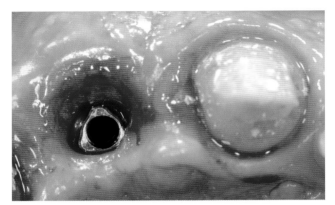

图2-115　放置CAD/CAM氧化锆基台中钛部件。种植体周围足够的唇侧骨支撑着唇侧软组织。

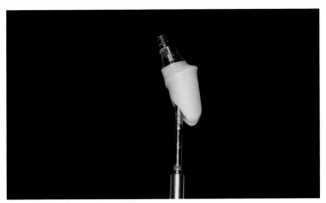

图2-116　设计凹形的穿龈轮廓将支撑龈乳头及远中扇贝状龈缘。

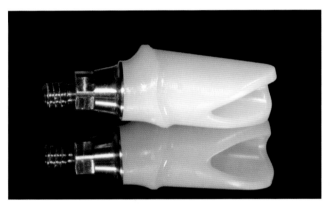

图2-117　细节。

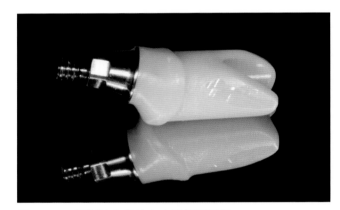

图2-118　腭侧的穿龈轮廓比唇侧更平坦。

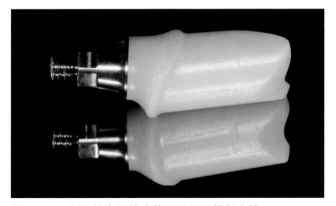

图2-119　邻面的穿龈轮廓挤压牙龈以提供支撑。

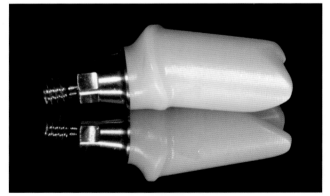

图2-120　采用钛部件连接氧化锆基台和种植体平台，这能够降低氧化锆折断的风险。

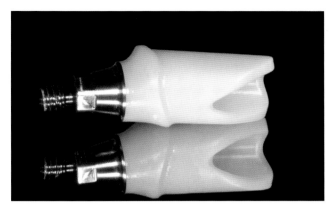

图2-121 氧化锆基台的腭侧观。

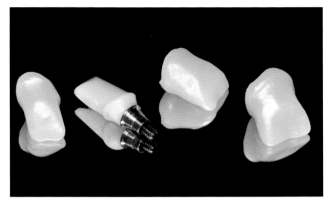

图2-122 氧化基台及全瓷内冠。

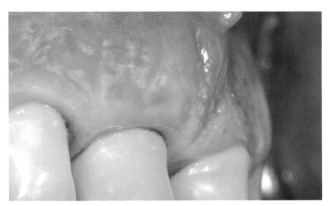

图2-123 外部形态和软组织封闭。

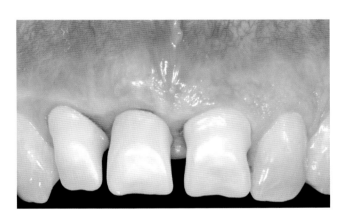

图2-124 内冠试戴。

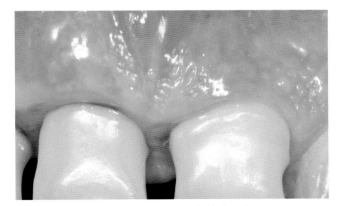

图2-125 种植体支持式义齿和牙支持式义齿。

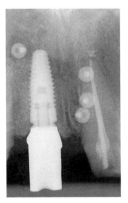

图2-126 检测戴入最终氧化锆基台密合度的根尖X线片。

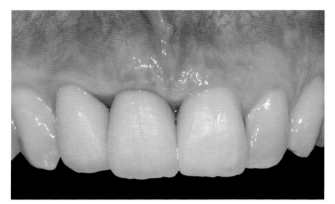

图2-127   试戴未上釉牙冠。

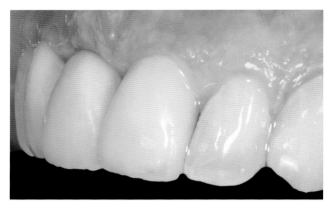

图2-128   左侧观。

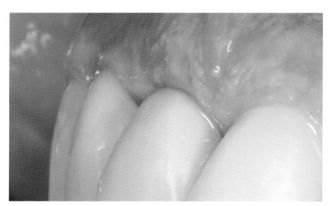

图2-129   左侧观：细节。

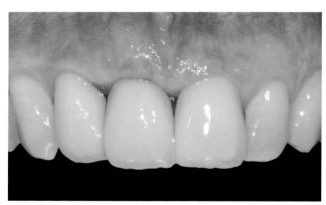

图2-130   试戴润湿的未上釉牙冠。

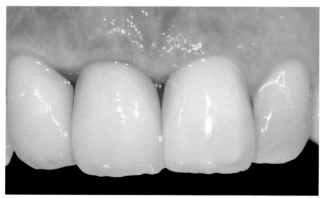

图2-131   试戴润湿的未上釉牙冠：细节。

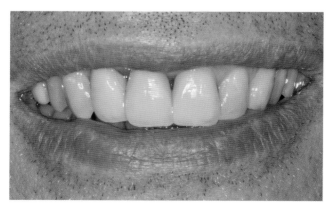

图2-132   试戴修复体及修复唇部支撑效果。

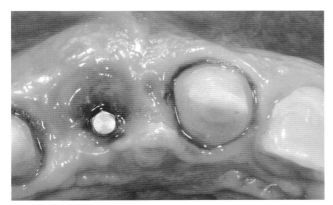

图2-133　临时修复体颈部的种植体周围软组织已经成熟。

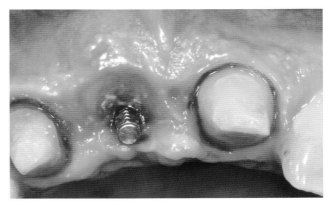

图2-134　远中扇贝状龈缘。

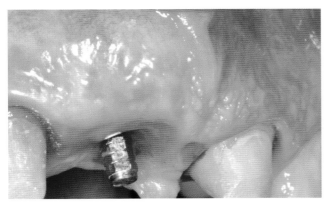

图2-135　增厚的软组织。

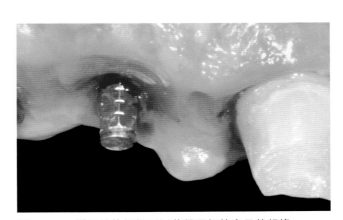

图2-136　增厚的软组织可以获得更好的扇贝状龈缘。

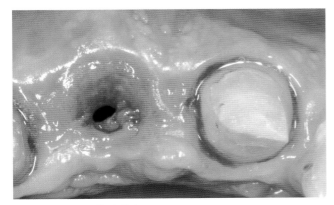

图2-137　取下临时基台。

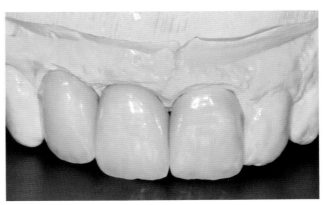

图2-138　最终修复体的正面观。

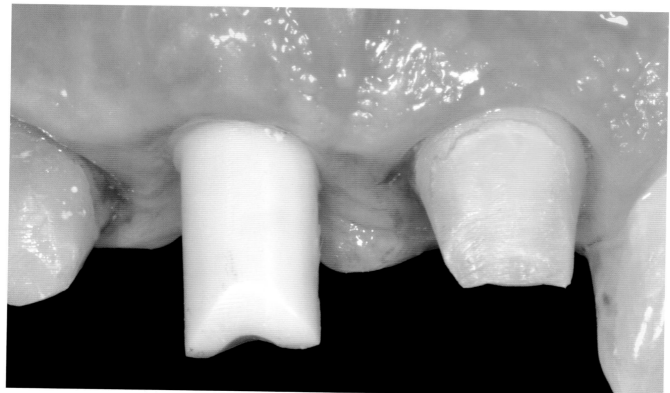

图2-139　氧化锆基台的正面观。

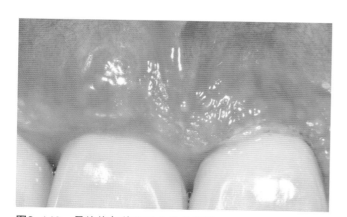

图2-140　最终修复体和融合的软组织。

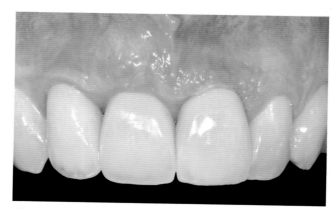

图2-141　戴入最终修复体。

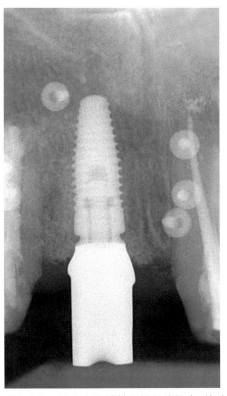

图2-142　戴入氧化锆基台的最终根尖X线片。

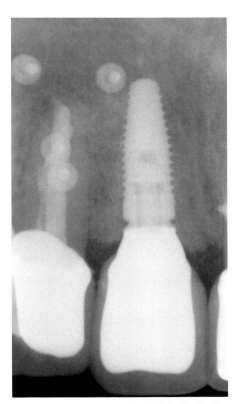

图2-143　戴入最终修复体的根尖X线片。

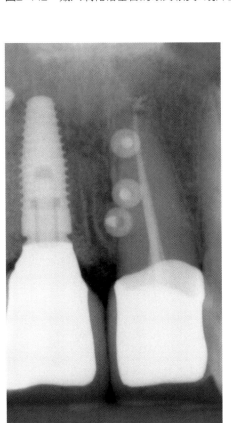

图2-144　11#种植体颌21#天然牙。

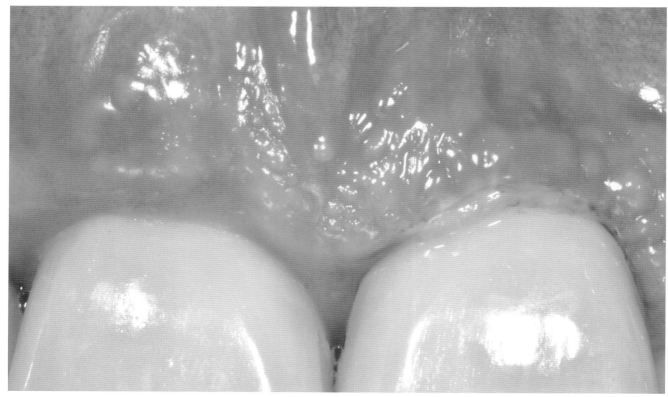

图2-145　患者戴入最终修复体1周后。成熟的软组织细节。

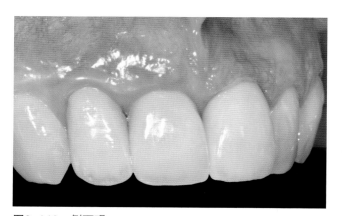

图2-146　侧面观。

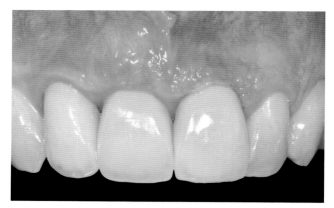

图2-147　正面观。

2.13　治疗效果

　　这种独特的治疗效果主要与时间有关。可以将硬组织重建，种植体植入和软组织增量的治疗时间缩短至仅7个月。整个过程只需2次手术，并且不需要软组织移植。

　　因为第一次GBR已经在颊侧获得了足够的新生骨来支撑软组织。实际上，主要是骨性结构支撑着种植体周围的软组织。

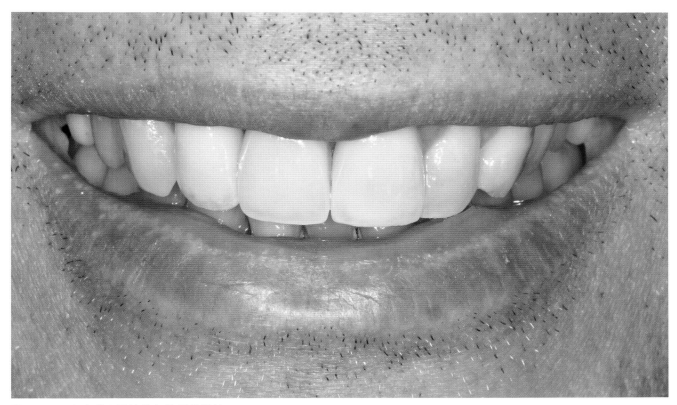

图2-148　患者戴入最终修复体后的微笑。

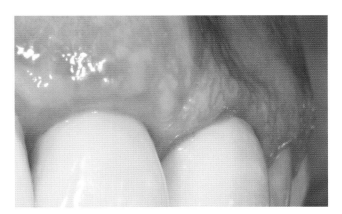

图2-149　软组织成熟后紧密的边缘封闭。

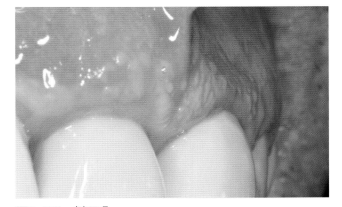

图2-150　侧面观。

采用这种反向手术顺序的新颖方法，可以极大地改善患者在治疗过程中的生活质量。这种手术顺序能够尊重患者的需求。这种新方法还可以在不进行正畸的情况下完成该病例，同时仅在几个月内就达到预期的效果。

"一次性安放永久基台"的概念还可以防止种植体周围的黏膜退缩，并促进CAD/CAM种植体组件上的黏膜封闭：这可以预防种植体周围炎的发生和种植体周围骨吸收。

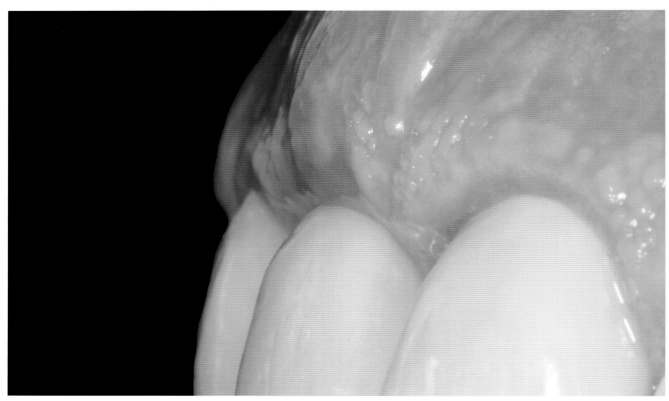

图2-151　左侧面观。

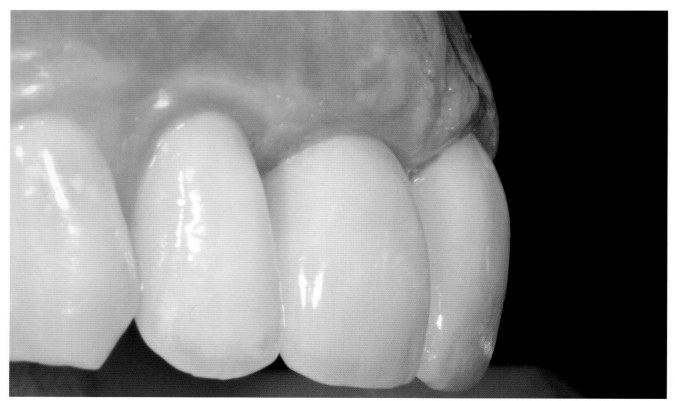

图2-152　协调的软组织。

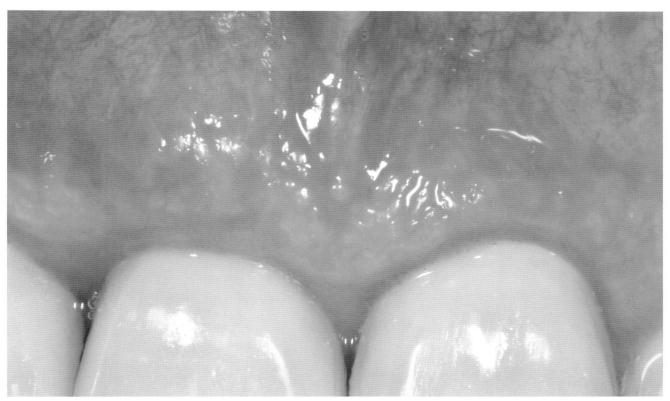

图2-153　扇贝状牙龈外形。

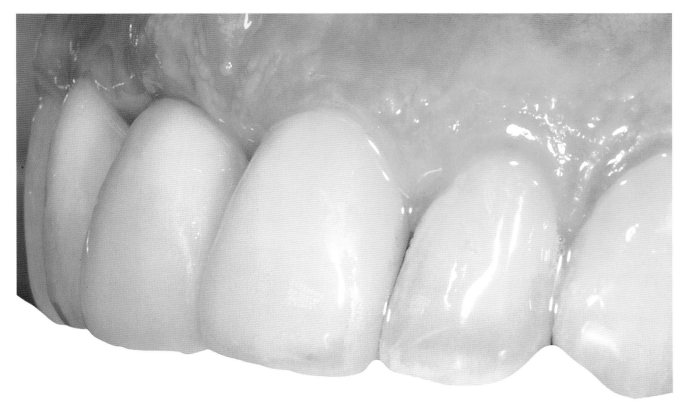

图2-154　左侧面观。

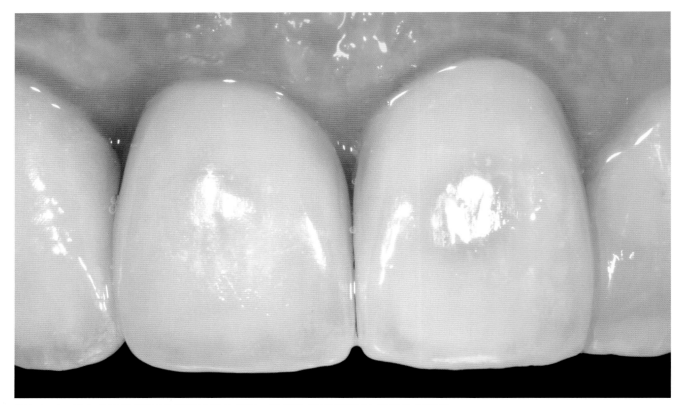

图2-155　戴入最终修复体1年后稳定的软组织。种植体周围黏膜冠向移动的细节照。

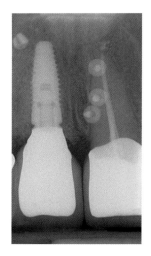

图2-156　最终的根尖X线片。

2.14　关键信息

这种采用逆向手术顺序的新颖方法，可以在短短7个月内获得仿生性的修复效果，同时良好地促进了软组织的再生，大大地提高了患者的生活质量。临床医生只有在科学的治疗计划以及对组织再生潜力充分了解的基础上才能有效地帮助患者解决临床难题。

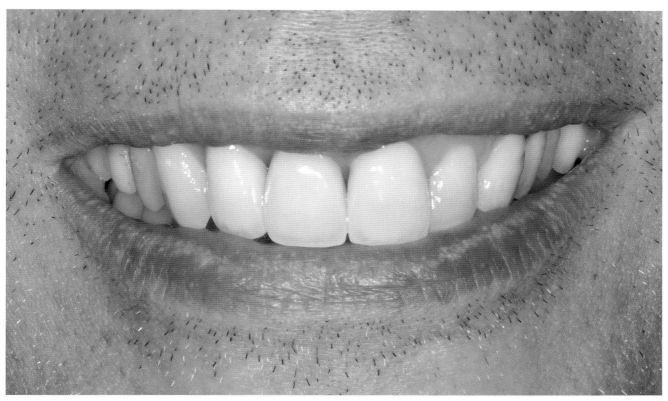

图2-157　患者的微笑。

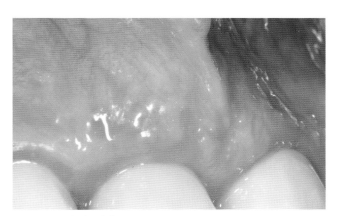

图2-158　组织融合。

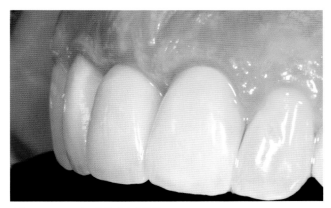

图2-159　1年后的左侧面观。

2.15 参考文献

[1] **Amler MH,** Johnson PL, Salman I. Histological and histochemical investigation of human alveolar socket healing in undisturbed extraction wounds. J Am Dent Assoc **1960**;61:432–442.

[2] **Araujo MG,** Lindhe J. Dimensional ridge alterations following tooth extraction. An experimental study in the dog. J Clin Periodontol **2005**;32:212–218.

[3] **Bassetti M,** Kaufmann R, Salvi GE, Sculean A, Bassetti R. Soft tissue grafting to improve the attached mucosa at dental implants: A review of the literature and proposal of a decision tree. Quintessence Int **2015**;46:499–510.

[4] **Bengazi F,** Botticelli D, Favero V, Perini A, Urbizo Velez J, Lang NP. Influence of presence or absence of keratinized mucosa on the alveolar bony crest level as it relates to different buccal marginal bone thicknesses. An experimental study in dogs. Clin Oral Implants Res **2014**;25:1065–1071.

[5] **Charulatha V,** Rajaram A. Influence of different crosslinking treatments on the physical properties of collagen membranes. Biomaterials **2003**;24:759–767.

[6] **Cosyn J,** De Bruyn H, Cleymaet R. Soft tissue preservation and pink aesthetics around single immediate implant restorations: a 1-year prospective study. Clin Implant Dent Relat Res **2013**;15:847–857.

[7] **Donos N,** Mardas N, Chadha V. Clinical outcomes of implants following lateral bone augmentation: systematic assessment of available options (barrier membranes, bone grafts, split osteotomy). J Clin Periodontol **2008**;35 suppl 8:173–202.

[8] **Evian CI,** et al. The osteogenic activity of bone removed from healing extraction sockets in humans. J Periodontol **1982**;53: 81–85.

[9] **Fuentealba R,** Jofré J. Esthetic failure in implant dentistry. Dent Clin North Am **2015**;59:227–246.

[10] **Funato A,** Salama H, Ishikawa T, et al. Timing, positioning, and sequential staging in esthetic implant therapy: a four-dimensional perspective. Int J Periodontics Restorative Dent **2007**;27:313–323.

[11] **Gargiulo AW,** Wentz FM, Orban B. Dimensions of the dentogingival junction in humans. J Periodontol **1961**;32:261–267.

[12] **Geckili O,** Bilhan H, Geckili E, Cilingir A, Mumcu E, Bural C. Evaluation of possible prognostic factors for the success, survival, and failure of dental implants. Implant Dent **2014**;23: 44–50.

[13] **Lang NP,** Löe H. The relationship between the width of keratinized gingiva and gingival health. J Periodontol **1972**;43:623–627.

[14] **Leucht P,** Kim JB, Wazen R, Currey JA, Nanci A, Brunski JB, Helms JA. Effect of mechanical stimuli on skeletal regeneration around implants. Bone **2007**;40:919–930.

[15] **Linkevicius T,** Puisys A, Linkeviciene L, Peciuliene V, Schlee M. Crestal Bone Stability around Implants with Horizontally Matching Connection after Soft Tissue Thickening: A Prospective Clinical Trial. Clin Implant Dent Relat Res **2015**;17: 497–508.

[16] **Machtei EE.** The effect of membrane exposure on the outcome of regenerative procedures in humans: a meta-analysis. J Periodontol **2001**;72:512–516.

[17] **Mellonig JT,** Triplett RG. Guided tissue regeneration and endosseous dental implants. Int J Periodontics Restorative Dent **1993**;13:108–119.

[18] **Nothdurft FP,** Fontana D, Ruppenthal S, May A, Aktas C, Mehraein Y, Lipp P, Kaestner L. Differential Behavior of Fibroblasts and Epithelial Cells on Structured Implant Abutment Materials: A Comparison of Materials and Surface Topographies. Clin Implant Dent Relat Res **2015**;17:1237–1249.

[19] **Palacci P,** Nowzari H. Soft tissue enhancement around dental implants. Periodontol 2000 **2008**;47:113–132.

[20] **Sanz M,** Simion M; Working Group 3 of the European Workshop on Periodontology. Surgical techniques on periodontal plastic surgery and soft tissue regeneration: consensus report of Group 3 of the 10th European Workshop on Periodontology. J Clin Periodontol **2014**;41 (suppl 15):S92–S97.

[21] **Sghaireen MG.** Fracture Resistance and Mode of Failure of Ceramic versus Titanium Implant Abutments and Single Implant-Supported Restorations. Clin Implant Dent Relat Res **2015**;17:554–561.

[22] **Shanaman RH.** A retrospective study of 237 sites treated consecutively with guided tissue regeneration. Int J Periodontics Restorative Dent **1994**;14:292–301.

[23] **Steigmann M,** Monje A, Chan HL, Wang HL. Emergence profile design based on implant position in the esthetic zone. Int J Periodontics Restorative Dent **2014**;34:559–563.

[24] **Tabanella G,** Nowzari H, Slots J. Clinical and microbiological determinants of ailing dental implants. Clin Implant Dent Relat Res **2009**;11:24–36.

[25] **Tabanella G.** "May Vitamin D Intake be a Risk Factor for Peri-Implant Bone Loss? A Critical Review". EC Dental Science 15.3 **2017**;71–76.

[26] **Tabanella G,** Schupbach P. "A Peri-Implant Soft Tissue Biopsy Technique to Analyze the Peri-Implant Tissue Sealing: A Non Invasive Approach for Human Histologies". EC Dental Science 16.2 **2017**;93–99.

[27] **Tabanella G.** Oral tissue reactions to suture materials: a review. J West Soc Periodontol Periodontal **2004**;52:37–44.

[28] **Tabanella G.** The "Buccal Pedicle Flap technique" for peri-implant soft tissue boosting. Int J Esthet Dent (in press).

[29] **Tarnow D,** Elian N, Fletcher P, Froum S, Magner A, Cho SC, Salama M, Salama H, Garber DA. Vertical distance from the crest of bone to the height of the interproximal papilla between adjacent implants. J Periodontol **2003**;74:1785–1788.

[30] **Tarnow DP,** Cho SC, Wallace SS. The effect of inter-implant distance on the height of inter-implant bone crest. J Periodontol **2000**;71:546–549.

[31] **Tarnow DP,** Magner AW, Fletcher P. The effect of the distance from the contact point to the crest of bone on the presence or absence of the interproximal dental papilla. J Periodontol **1992**;63:995–996.

[32] **Tatakis DN,** Chambrone L. The Effect of Suturing Protocols on Coronally Advanced Flap Root-Coverage Outcomes: A Meta-Analysis. J Periodontol **2016**;87:148–155.

[33] **Thomas MV** and Puleo DA. Infection, Inflammation, and Bone Regeneration: a Paradoxical Relationship. J Dent Res **2011**;90:1052–1061.

[34] **Tripodakis AP,** Gousias H, Mastoris M, Likouresis D. Five-year volumetric evaluation of periodontally compromised sites restored by immediate implant restorations. Int J Periodontics Restorative Dent **2016**;36:645–653.

[35] **van Kesteren CJ,** et al. A prospective randomized clinical study of changes in soft tissue position following immediate and delayed implant placement. Int J Oral Maxillofac Implants **2010**;25:562–570.

[36] **Vela X,** Méndez V, Rodríguez X, Segalá M, Tarnow DP. Crestal bone changes on platform-switched implants and adjacent teeth when the tooth-implant distance is less than 1.5 mm. Int J Periodontics Restorative Dent **2012**;32:149–155.

[37] **Vela X,** Méndez V, Rodríguez X, Segalà M, Gil JA. Soft tissue remodeling technique as a non-invasive alternative to second implant surgery. Eur J Esthet Dent **2012**;7:36–47.

[38] **Wang HL,** Carroll MJ. Guided bone regeneration using bone grafts and collagen membranes. Quintessence Int **2001**;32:504–515.

[39] **Zuiderveld EG,** Meijer HJ, den Hartog L, Vissink A, Raghoebar GM. Effect of connective tissue grafting on peri-implant tissue in single immediate implant sites: a RCT. J Clin Periodontol **2018**;45:253–264.

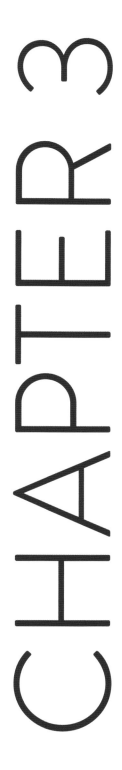

CHAPTER 3

第3章 牙周治疗失败
PERIO FAILURE

反复与过度的牙周刮治和根面平整
Recurrent and excessive scaling and root planing

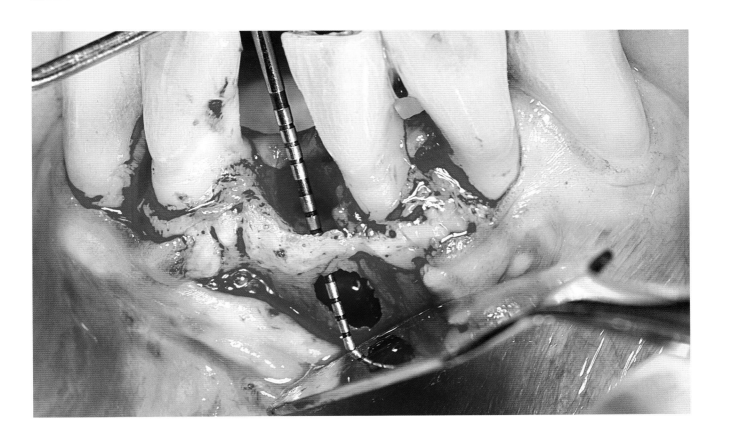

有关该临床病例的更多详
细信息，请扫描二维码，
关注后输入zz3观看视频
（时长：19分钟）

反复、过度的牙周刮治和根面平整术所导致的失败治疗都应该避免。本章节中介绍的临床病例着重强调了过度的非手术性牙周治疗可能造成的后果。反复和不受控制的牙周刮治和根面平整，而不是明确的牙周手术治疗可能会导致医源性创伤，比如外伤引起的牙髓坏死、牙根折裂，以及最终的牙齿脱落。这位患者接受错误的牙周支持治疗超过20年。过度的牙周刮治和根面平整术不可避免地导致牙齿的断裂。已经减少的牙周组织和牙根狭窄的解剖形态限制了保留下颌中切牙的冠延长术的应用。因此，利用种植修复也不是一种合理的选择。

3.1 引言

牙周治疗的最终目标是健康牙齿能够长期留存，即便是伴有牙周组织的减少。然而，通过多疗程的牙周刮治和根面平整对患者进行长期治疗并不是一种合理的支持治疗方案。事实上，正是这种过度治疗导致了整个治疗的医源性失败。邻近牙的预后决定了整体治疗计划。牙根解剖形态以及剩余附着的长度对于最终治疗方案的制订是必不可少的。邻牙保留平均2/3的附着水平对预后来说是很有必要的。除了评估相邻下颌切牙的牙周情况，我们还应分析缺失牙牙槽骨组织萎缩的情况。骨组织结构和软组织轮廓是帮助我们分析和预估最终美学效果的重要手术变量参考。一旦确定了功能、美学和患者期望的最终治疗目标，就必须评估生物学以及组织再生的潜力是否支持我们最终的治疗目标：理想的预期治疗效果可能在现实治疗中很难达到，这是我们在开始任何类型的治疗之前就必须明确的一点。另一个重要的理念是曾遭受误诊误治的患者，从内心来说不能再容忍任何失误，所以这类患者甚至不会接受任何轻微的并发症。

我们在进行治疗之前必须分析以下4个参数：
（1）患者特征。
（2）数据分析。
（3）手术设计。

（4）治疗效果。

患者的口腔特征会影响临床决策的制定。此类参数包括病史、口腔专科评估、诊断性蜡模和根尖X线片、CBCT等影像学资料以及三维重建获得的数据。

数据分析应评估的内容包括笑线、软组织和牙齿的形态、骨质结构、咬合关系、缺牙间隙、邻牙情况、风险评估、正畸、牙周情况以及影像学资料。

手术变量是指那些与治疗复杂性息息相关的信息，包括解剖位点、种植体设计、修复导向的三维种植体植入、穿龈轮廓、植入深度、骨改建、软组织稳定性、临床牙冠与对侧同名牙的对称情况、安全和危险区域、混杂因素以及预后。

最终这些变量将推动临床医生针对患者制定理想的治疗目标，即：功能好、美观和谐、长期稳定的种植体周围组织、符合患者期望的临床疗效。

所以，在进行治疗之前需要考虑所有影响最终治疗效果的变量。除此之外，在制订治疗计划时，数字化工具将为实现理想化和可视化的"手术设计"这一治疗目标提供有力的帮助。

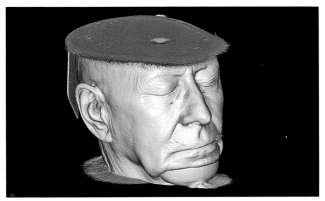

图3-1　软组织扫描。

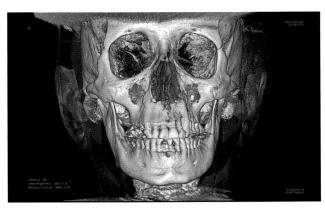

图3-2　软硬组织的叠加。

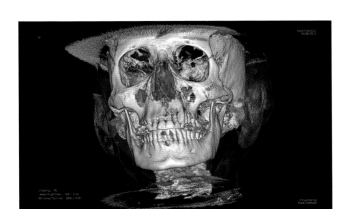

图3-3　侧视图示41#颊部穿孔处。

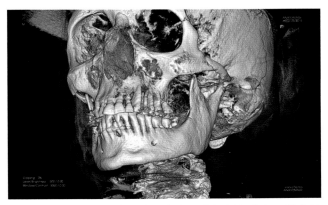

图3-4　由于慢性重度根尖周病变，在颊侧仅剩余一狭窄的骨桥。

3.2　既往病史

78岁男性患者，下颌中切牙水平折裂，无明显剧烈疼痛。除年长外，无其他系统性疾病史，治疗期间没有服用过任何药物。

3.3　口腔专科病史

20年前曾接受牙周治疗，包括多次牙周手术治疗，并定期行牙周维护治疗。治疗内容包括牙周刮治，根面平整及口腔卫生宣教。

3.4　主诉

"右下中切牙折断，要求种植修复。"

3.5　影像学检查

利用一种新的数字化技术，可以分析面部软组织（图3-1）以及骨组织（图3-2～图3-12）。根尖X线片（图3-11）显示水平根部骨折，并伴有延伸至根中部的根尖周病变。与相邻牙齿的宽度相比，X线片显示牙根较宽，并伴有牙周组织的减少。

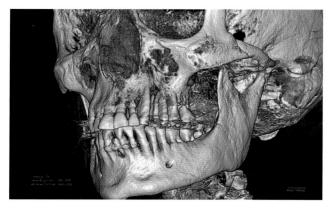

图3-5　41#牙根偏向颊侧，如果不进行正畸治疗，它的位置以及近远中径都会影响种植体的定位。

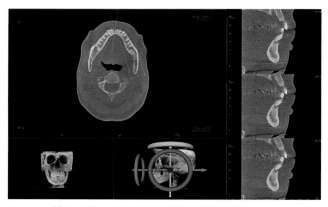

图3-6　横切面和矢状切面显示骨缺损的高度。

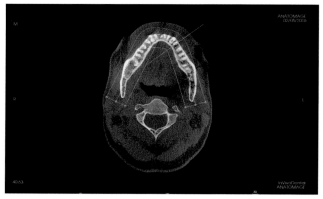

图3-7　病损向近远中扩展。

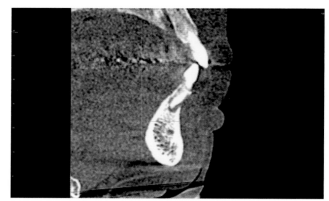

图3-8　矢状面观察到病变从根尖延伸至牙冠及舌侧，切牙管清晰可见。

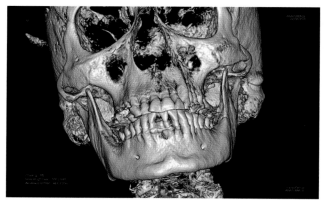

图3-9　手术部位的三维重建显示折断的根部向远中倾斜。这将是另一个解剖学上的限制。

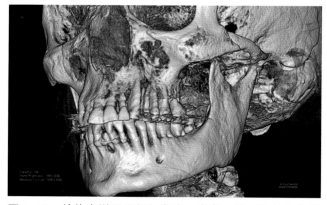

图3-10　总体来说牙周组织变少、变薄。骨再生的生物学限制是由剩余的健康骨嵴决定的。

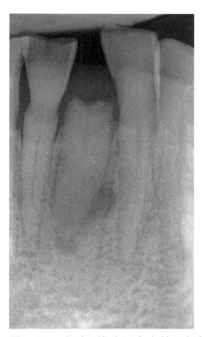

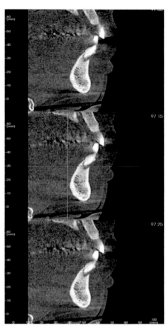

图3-11　根尖X线片示宽大的牙根折断，根尖周有慢性病变，残根中部有异常的病变。与邻近的牙齿相比，断裂的牙根也具有不同的解剖结构。因此导致种植时骨量不足。

图3-12　矢状切面显示骨缺损的解剖结构为根尖病变围绕整个根面，然后向冠方延伸，颊侧仅余留少量骨桥。

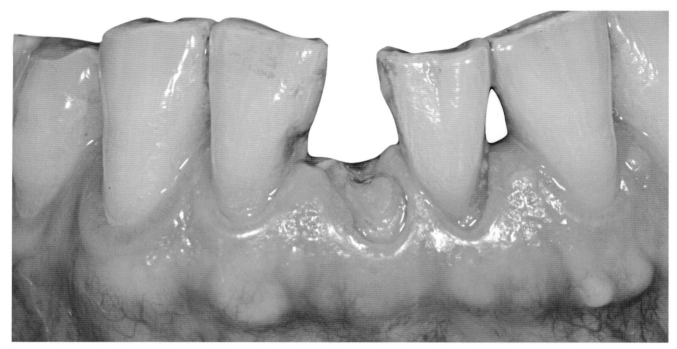

图3-13　患者下颌右侧中切牙存在水平向根折。

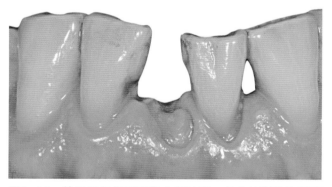

图3-14　特写显示邻牙颈部由于过度、多次的刮治和根面平整而发生了磨损。

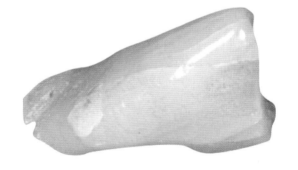

图3-15　水平向根折。

3.6　临床检查

临床检查发现全口牙龈退缩（图3-13和图3-14），但没有发现广泛进展性附着丧失所导致的病理性牙周袋。存在水平向根折（图3-15），无疼痛症状。这是重复的根面平整导致的水平向根折和根尖周病变的表现。

3.7　诊断

慢性进展性牙周炎，膜龈组织畸形，牙龈退缩。41#牙根水平折裂。创伤和根折所致的根尖周病变。

3.8　预后

差：41#
好：其余牙列
总体：好

3.9　适应证和治疗目标

X线和牙周检查提示患者曾患有慢性牙周炎。在每个六分位方向上都能清楚地看到牙周组织的减少。特别是在美学区域，出现了Ⅲ型和Ⅳ型的组织退缩。然而，并没有出现病理性的牙周袋。治疗目标主要是对折断的牙齿进行修复。整个治疗计划的关键部分建立在邻近牙列预后的基础上。31#和42#牙周组织萎缩，牙根狭窄。然而，它们既没有显示病理性牙周袋，也没有表现出明显的咬合创伤，牙周韧带未见增宽，无病理性松动。该患者希望接受非常保守的治疗，并明确要求进行骨内植牙。根尖X线片显示病变延伸至牙根中部。由于牙髓病变范围扩大，邻牙牙周组织减少，无论是正畸牵引还是

骨切除手术和牙冠延长术都不是一种可供选择的治疗方法。因此，总的治疗目标是在牙周组织退缩的情况下尽量保留牙列，并利用种植体修复即将拔除的牙齿。

3.10　决策标准

决策标准最初是基于患者的牙周状况。当务之急是从能否长期维持相邻剩余牙列的角度出发，评估治疗患者的风险。牙周组织减少而牙周状况稳定且健康，并不应该被认为是多颗牙拔除治疗的临床指征。只要患者接受正确的支持治疗，牙周组织减少的牙齿不会有更高的牙周病再发风险。咬合创伤存在与否才是决定这些牙齿长期稳定性的关键。没有深牙周袋、牙周组织减少但稳定，以及患者的年龄都会影响临床治疗计划的制订。由于他是个年长的患者，并且不在意美学效果，所以，他主要要求功能性修复而非美学重建。因此，评估切牙的近远中间隙是非常重要的，且必定会影响决策标准。 由于患者不接受正畸治疗，因此不将其考虑在内。同时，由于患者要求保守治疗，在制订治疗计划时，不会考虑修复性的治疗，包括贴面、微贴面或全瓷冠。然后，骨内种植体的植入将按照患者满意的方式模拟错位排牙，而不是仅仅在三维方向上模拟植入位点。通过对缺失牙冠的近远中测量分析，允许种植体植入的空间不足2mm。这个狭小的区域限制

了扩孔钻去骨的操作，也无法使用定位杆来定位。唯一可能的选择是将种植体放在稍微偏颊侧的位置，并将最终的冠修复体也置于颊侧来模拟错位排牙修复。

3.11 治疗计划

（1）拔除41#。

（2）即刻种植。

（3）同期引导骨组织再生。

（4）术后4个月愈合。

（5）4个月后二期手术。

（6）颊侧带蒂皮瓣。

（7）螺丝固位临时冠修复。

（8）最终的CAD/CAM全瓷修复体。

（9）随访、维护和支持治疗。

3.12 器械及技术要点

将15C号刀片轻轻插入龈沟分离牙龈纤维，用小牙挺轻轻抬起龈乳头（图3-16和图3-17）。然后使用超声波设备创造一个狭窄的间隙，以插入牙挺并使牙根脱位。翻瓣暴露颊侧骨板（图3-18和图3-19）。为了保留细小而狭窄的牙槽骨，以及保持骨桥的血供，必须轻柔地拔除牙根。牙龈乳头间炎性组织被去除（图3-20），在拔除骨折的牙根后，仔细地移除牙槽窝中的肉芽组织（图3-21和图

3-22）。在这个阶段，可见牙槽窝的位置比42#和31#更接近颊侧（图3-23～图3-26）。近远中的间隙不足以植入一颗以修复为导向的种植体。因此，将去骨部位略微偏向颊侧预备，使种植体更多地偏向前庭沟，这样最终的修复将模拟错位的牙齿（图3-27～图3-33）。

种植窝预备是通过精准钻、扩孔钻和攻丝钻逐级预备，为了在种植体的颈部周围释放骨应力，在种植窝顶部进行了攻丝。然后植入并稳定骨内种植体（Nobel Replace Groovy CC，3.5mm×11.0mm）。自体皮质骨粒取自邻近颊侧骨板（图3-34）。

修剪非交联可吸收胶原膜并用骨钉固定在舌侧牙槽嵴顶上（图3-35）。接下来，将胶原膜从颊侧翻转置于舌侧。通过使用这种方法稳定膜，获得更广阔的术区视野，同时减少出血，以利于骨粉在拔牙窝内外的聚积。这种双重方法还可以显著减少拔牙后颊舌侧天然骨的吸收。

将自体骨粉填塞在种植体表面（图3-36和图3-37），以增加骨与种植体的接触。将脱矿牛骨颗粒分层填入缺损处，以填补缺口，减少牙槽骨的颊舌向塌陷。最后，膜固定在种植体的颊部近远中侧（图3-38和图3-39）。用5.0和6.0缝线关闭黏膜瓣（图3-40～图3-42）。术后根尖X线片

显示即刻植入后种植体的位置（图3-43）。术后随访4个月的愈合情况如图3-44～图3-50所示。在术后愈合仅4个月时（图3-51和图3-52），应用颊侧带蒂皮瓣以增加周围黏膜的厚度（图3-53～图3-58）。组织愈合1个月后印模，采用临时冠引导调整牙龈外形（图3-59），制备终印模，最终以全瓷修复体完成此病例（图3-60～图3-72）。

时间轴

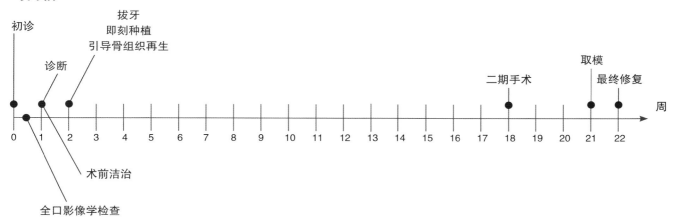

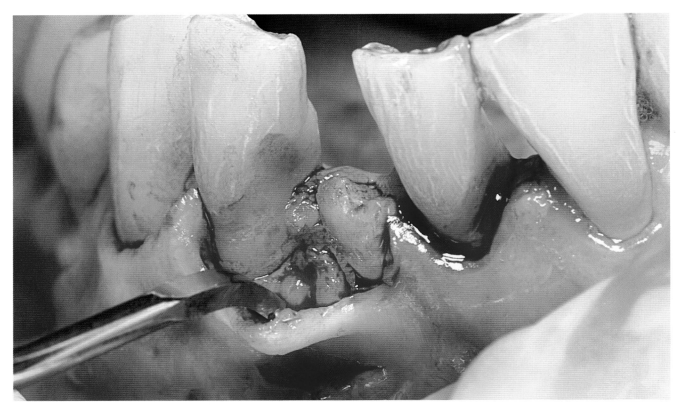

图3-16　沿龈沟内切口暴露牙根。使用TABANELLA 2轻轻掀开远中和近中龈乳头，操作中避免造成软组织穿孔。将器械插入龈乳头的底部，然后向颊侧移动。

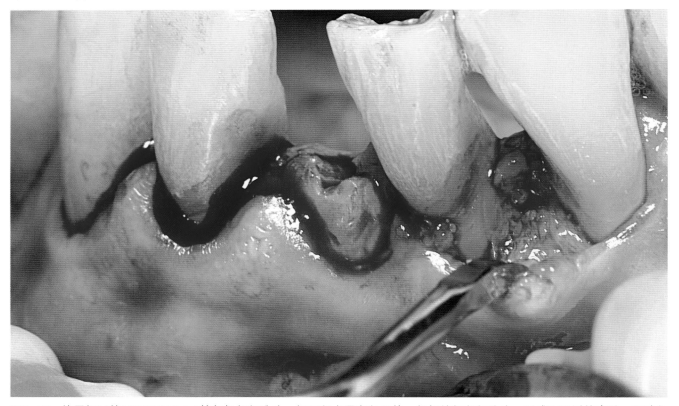

图3-17　使用相同的TABANELLA 2抬起相邻龈乳头。切口向水平方向延伸，但仍然保留龈乳头，形成更灵活的皮瓣，而避免采用垂直释放切口在后期愈合过程中给患者造成的不适。除41#区域外，舌侧没有掀开其他龈乳头。采用这种方法，不需要做龈乳头保留切口，因为颊侧龈乳头将与舌侧结缔组织形成新附着，而不会失去原本的高度。

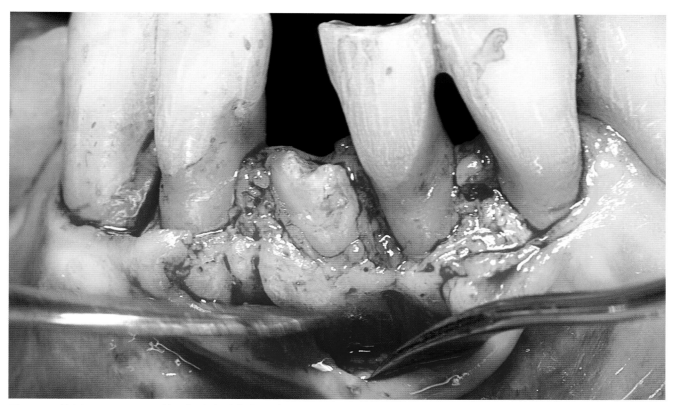

图3-18 使用TABANELLA 2掀开龈乳头到达膜龈联合处后，可使用更宽的骨膜剥离器进入术区。

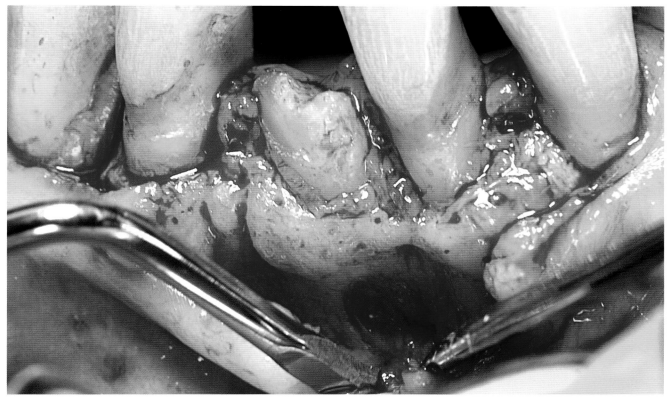

图3-19 颊侧大的穿孔完全被肉芽组织包围，并且可以最终确定翻瓣的延伸范围。

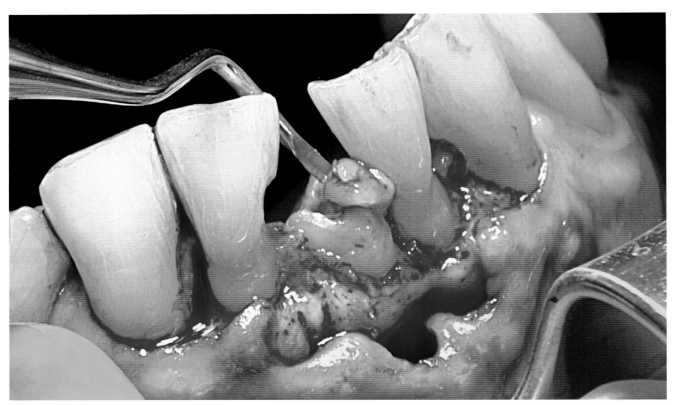

图3-20   去除邻间隙的炎性组织，以便在愈合阶段获得更好的软组织。

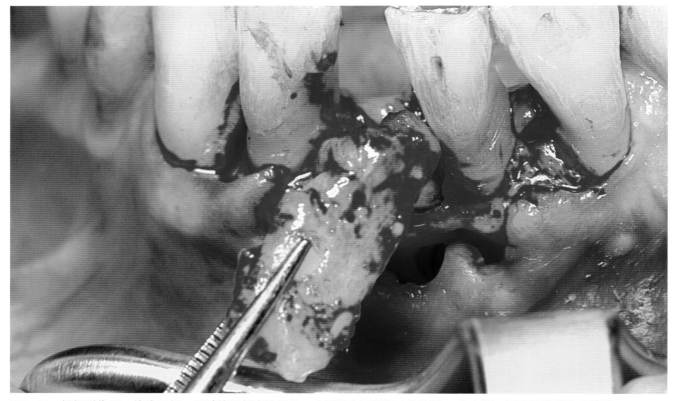

图3-21   轻轻脱位后，拔除牙根。通过使用超声波设备，在牙根和牙槽骨之间创造一定空间，以确保骨桥的完整性。

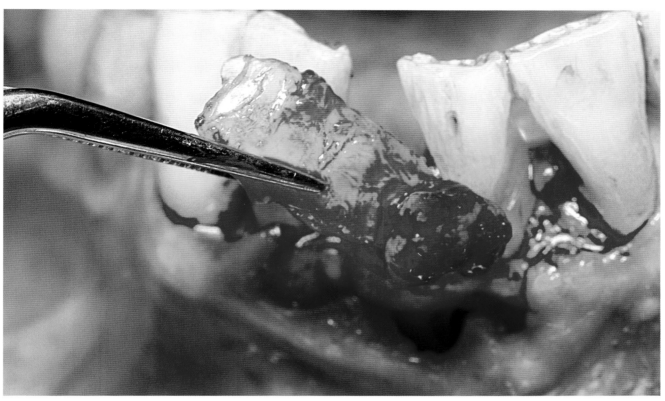

图3-22　根尖病变仍附着于牙根。

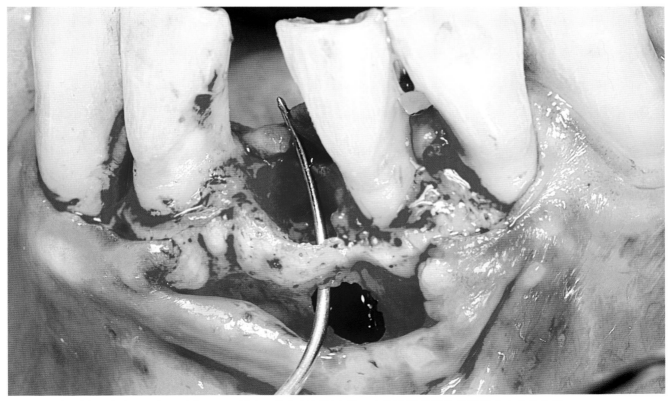

图3-23　颊侧的骨穿孔、牙根远端位置、牙槽窝、狭窄的近远中径、余留菲薄的牙槽骨是影响决定的变量。

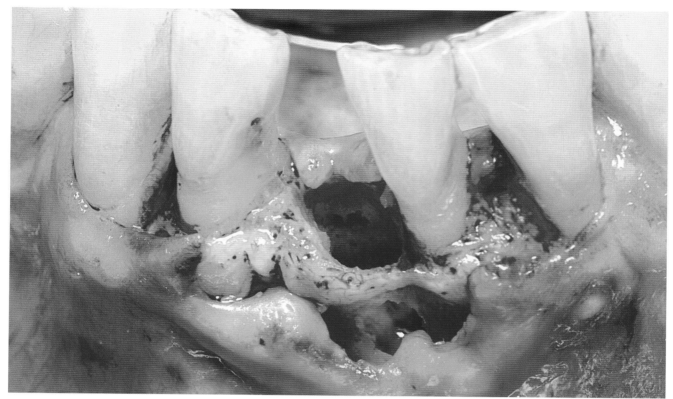

图3-24   完整的骨桥对于种植体的植入和骨重建具有重要意义。

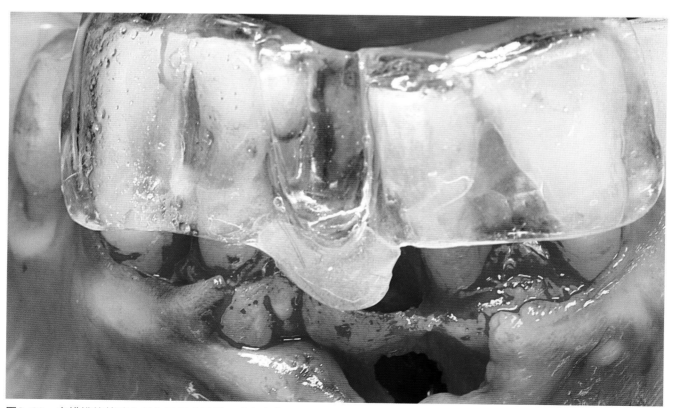

图3-25   在蜡模的基础上制作了手术导板。重点考虑红白美学，借助导板正确引导种植体植入的深度。

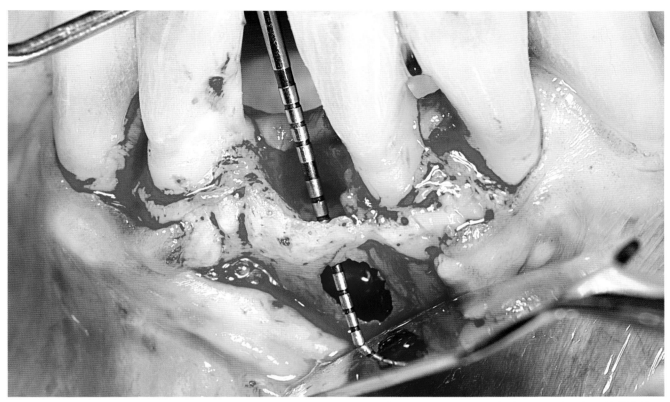

图3-26　种植体定位必须沿着远中方向，以便使用扩孔钻和攻丝钻。根据患者的意愿，冠修复体的最终外观将模拟错位的牙齿。种植体的三维定位会影响其外观轮廓和白色美学。

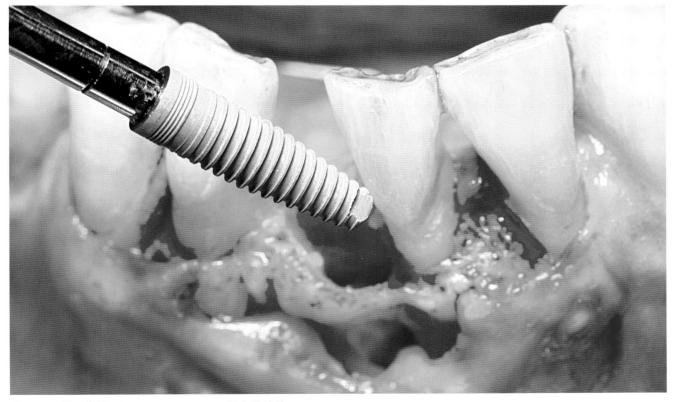

图3-27　植入锥形NP 3.5 mm × 11.0 mm骨内种植体。

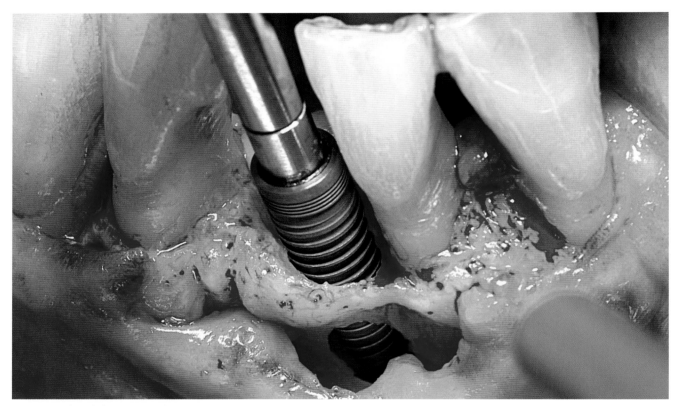

图3-28　种植体位置略偏远中。

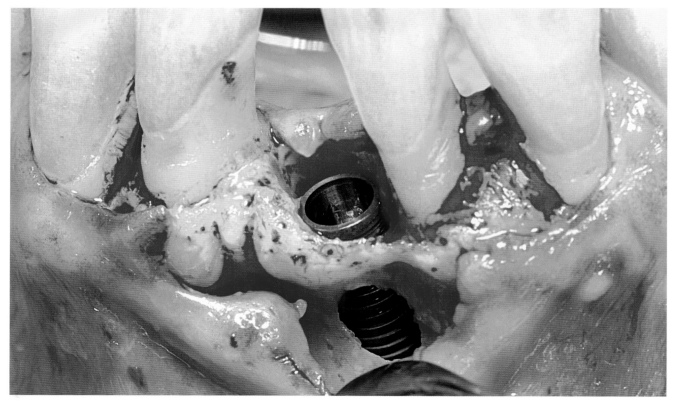

图3-29　为了补偿自然的骨改建，即刻种植体被放置在牙槽嵴下方约1.5mm处。

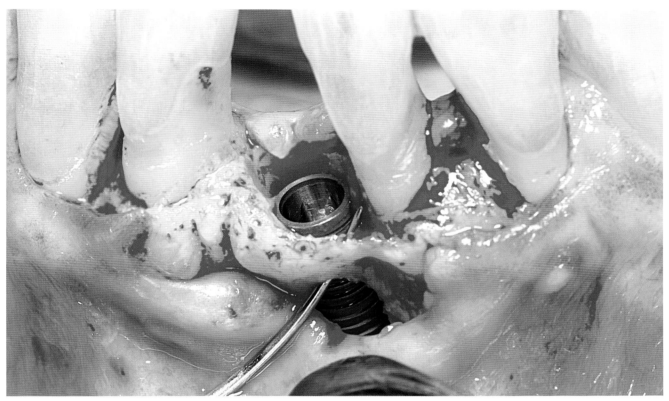

图3–30　种植体周围存在环状缺隙。

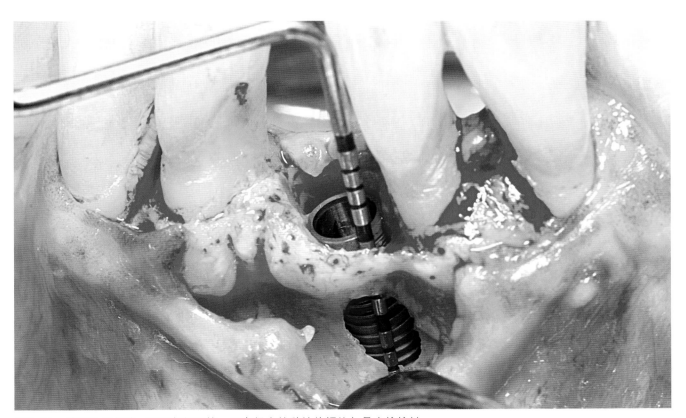

图3–31　缺隙也沿根尖–牙冠方向延伸。只有很少的种植体螺纹与骨直接接触。

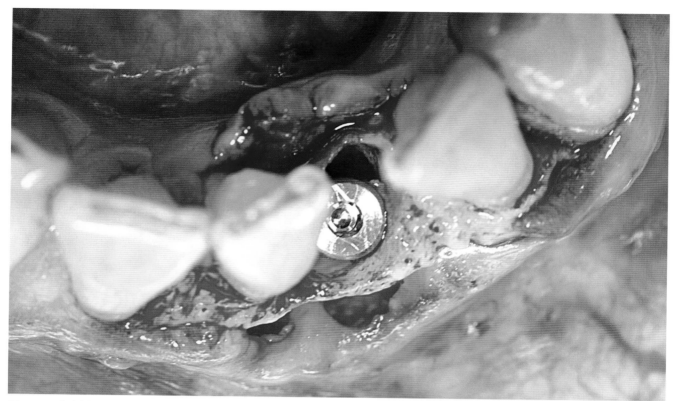

图3-32   颊侧和舌侧存在间隙。

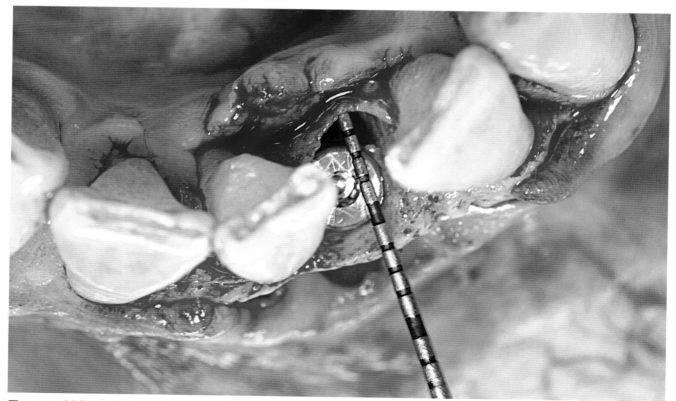

图3-33   舌侧间隙约2.0mm，颊侧间隙约2.0mm。

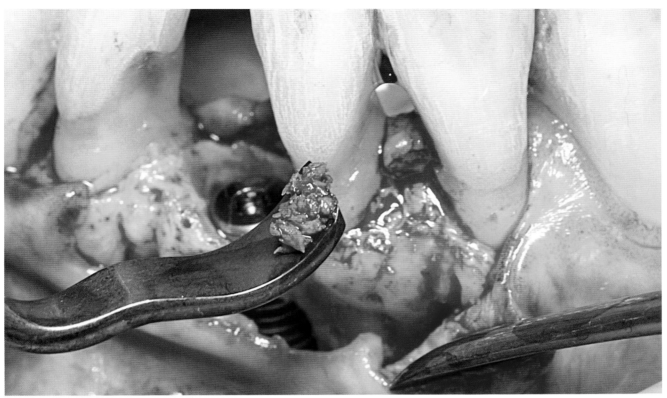

图3-34 用微创方法从邻近区域获取细小的骨粒，来填充缺损部位。主要使用皮质骨，因为与松质骨相比，皮质骨的吸收明显减少。

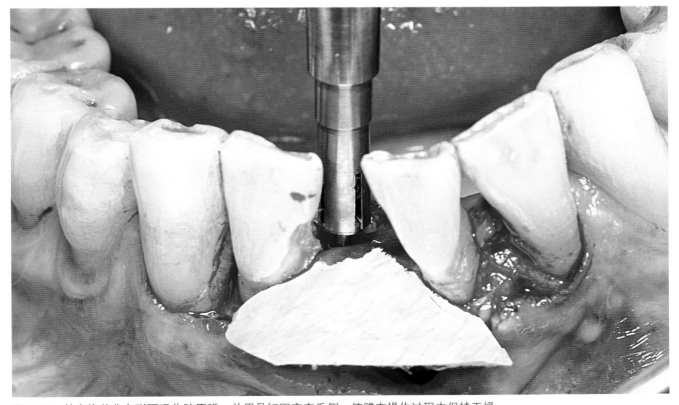

图3-35 首先修剪非交联可吸收胶原膜，并用骨钉固定在舌侧，使膜在操作过程中保持干燥。

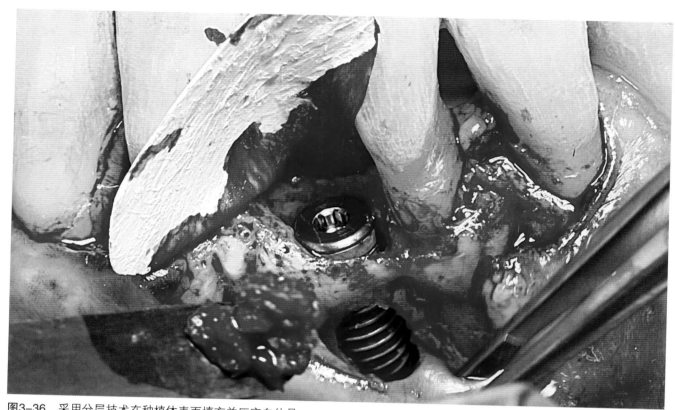

图3-36　采用分层技术在种植体表面填充并压实自体骨。

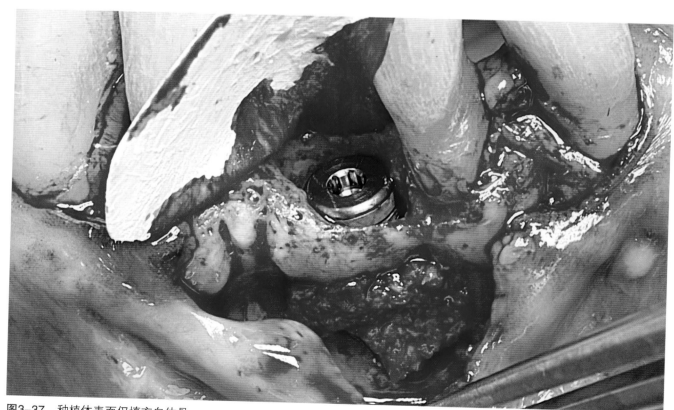

图3-37　种植体表面仅填充自体骨。

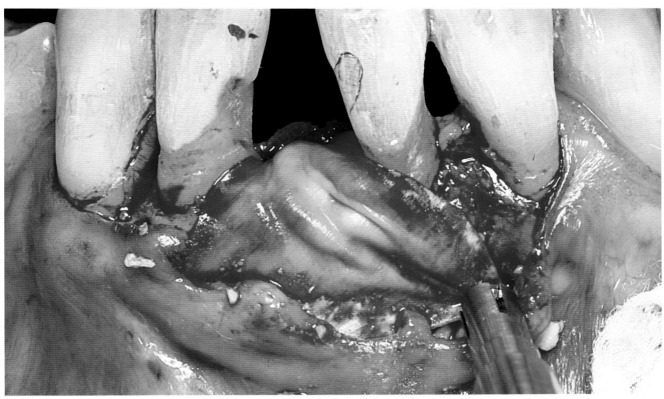

图3-38　在自体骨上填充一层脱矿牛骨后，用钛钉将膜沿着颊侧翻转固定。

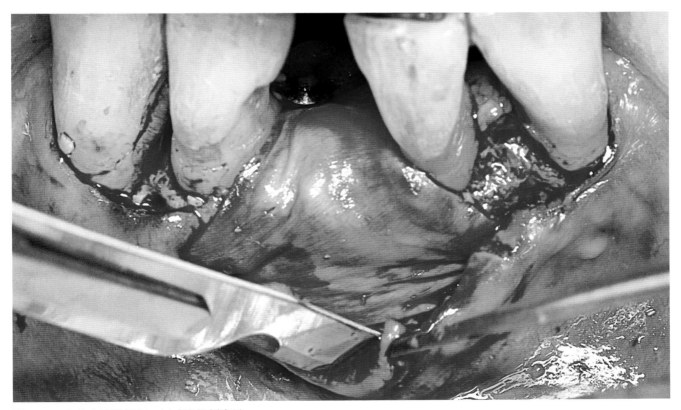

图3-39　多个水平松解切口以减张颊侧皮瓣。

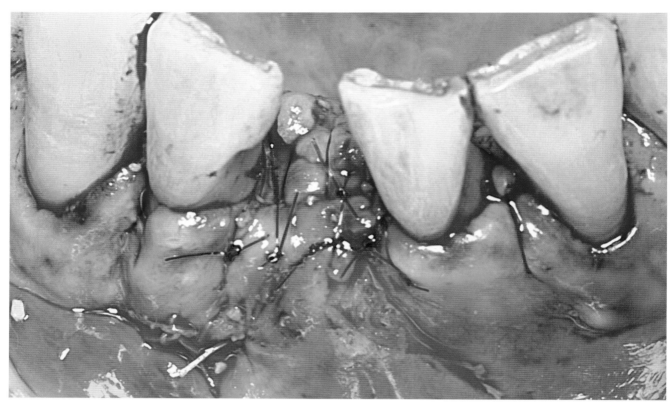

图3-40　增强型聚丙烯5.0线水平褥式缝合和6.0线单次间断缝合稳定组织瓣。在牙槽嵴顶的位置使膜暴露一小部分，以利于形成角化组织。

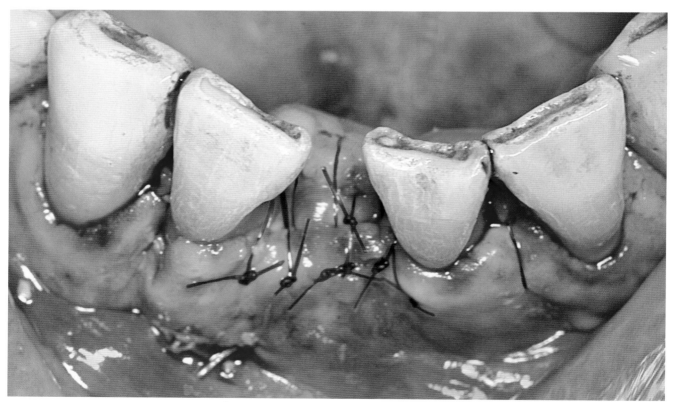

图3-41　由于没有采用垂直切口，患者的舒适度得到了改善。

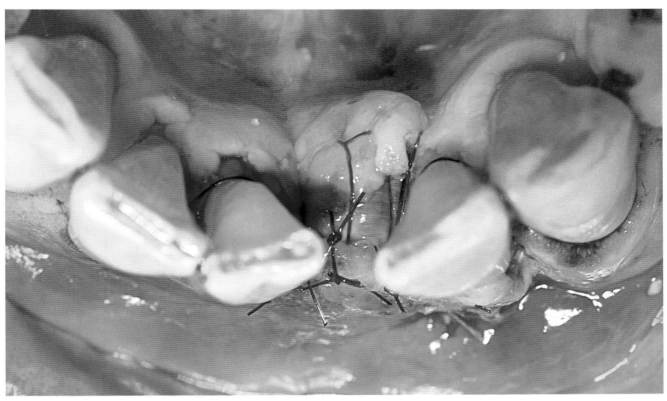

图3-42　悬吊缝线将皮瓣固定在天然邻近牙齿周围。

图3-43　术后根尖X线片显示固定膜的3枚膜钉，种植体与基骨仅有几毫米的紧密接触。

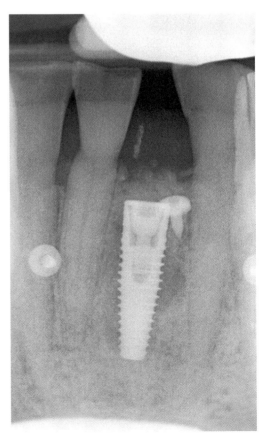

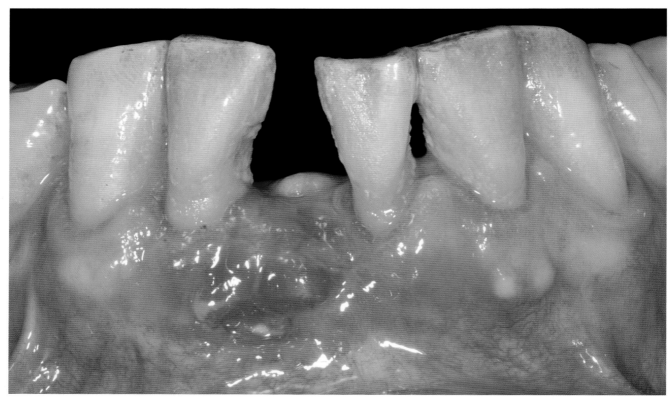

图3-44　1周后拆除缝线，患者没有遵照术后的指导，菌斑指数高于正常水平。胶原膜的使用有利于继发性愈合、术区完全闭合，并形成了角化龈。

3.13　治疗效果

即刻拔牙、即刻植入和引导骨组织再生显著缩短了治疗时间，手术后仅4个月就进入了修复阶段。

这种手术方法可以实现更快的康复，改善患者的舒适体验，避免在愈合阶段佩戴过渡活动修复体，并减少手术干预。如果相邻的牙列能够随着时间的推移而得以保存和维持的话，现代种植牙科理应被认为是一种保守的方法。此外，与固定局部义齿相比，单冠具备更好的远期预后。

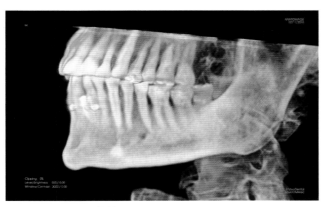

图3-45 三维重建侧视图。

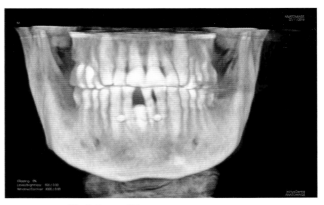

图3-46 三维重建正面视图。

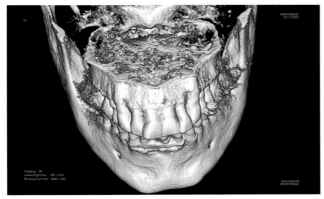

图3-47 三维重建视图显示了颊侧骨板的愈合良好。

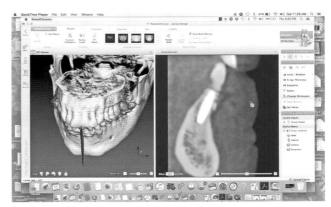

图3-48 三维重建图像显示种植体周围骨组织愈合良好。

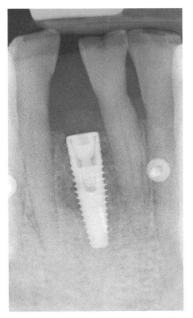

图3-49 经过4个月的平稳愈合后，根尖X线片显示植骨融合良好。

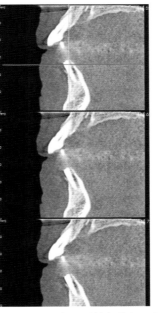

图3-50 4个月后的矢状切面显示重建的颊侧骨板和新形成的骨仍在成熟中，且密度在增加。特别是增量骨已经显示出很好的密度，天然骨（舌侧）还在成熟。增量骨似乎比残留的骨愈合得更快。

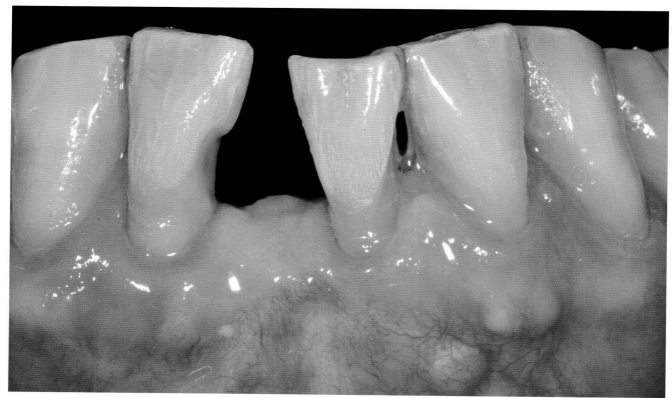

图3-51　4个月后，黏膜完全愈合，厚度明显增加，角化组织的宽度也增加了。

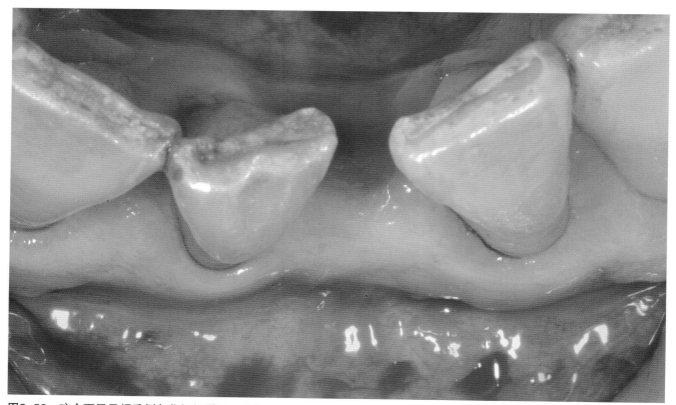

图3-52　咬合面显示颊舌侧角化组织增厚。除非牙齿位于颊侧并稍微向远中倾斜，否则近远中牙的间隙太窄，不能恢复成下颌中切牙的宽度。

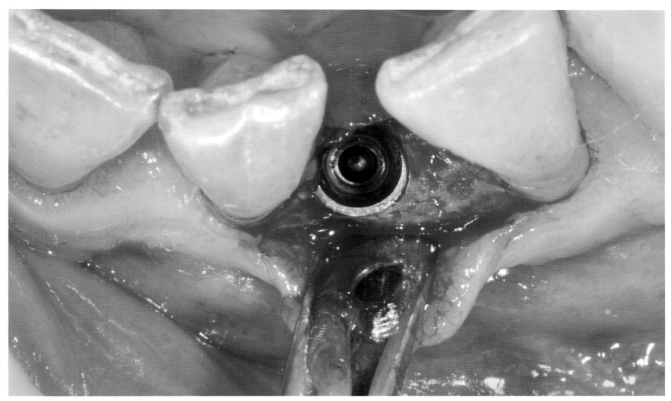

图3-53　小范围的翻瓣可见颊侧骨板生成。

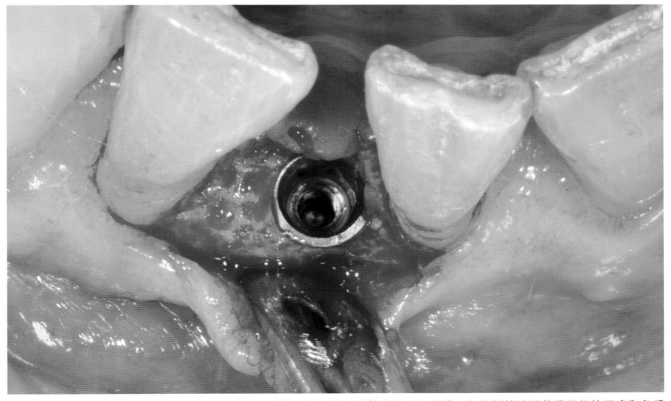

图3-54　种植体更靠近31#，因此穿龈轮廓可以稍偏远中一些，使基台和牙冠连接。向颊侧转瓣以获得牙龈的厚度和角质化。

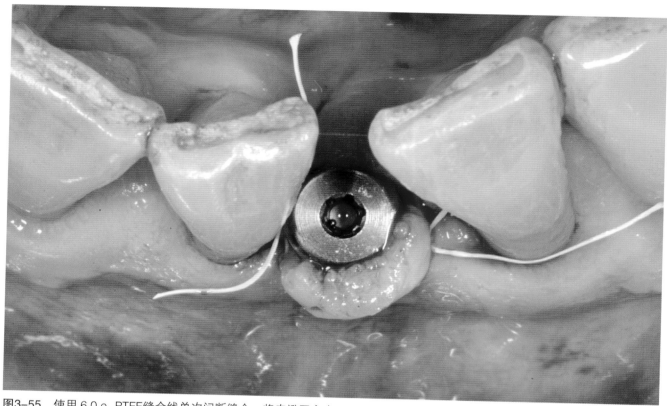

图3-55　使用 6.0 e-PTFE缝合线单次间断缝合，将皮瓣固定在3mm愈合基台周围。

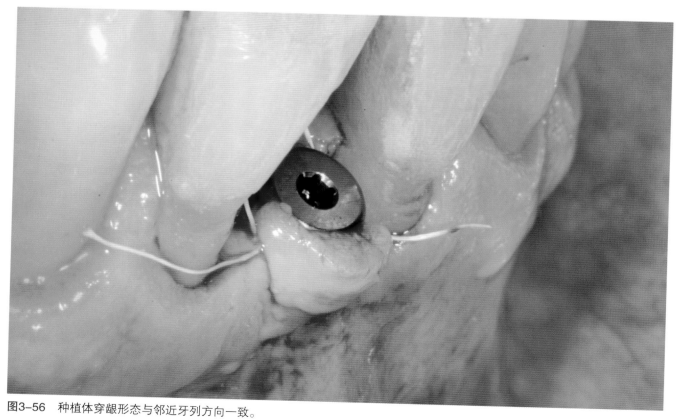

图3-56　种植体穿龈形态与邻近牙列方向一致。

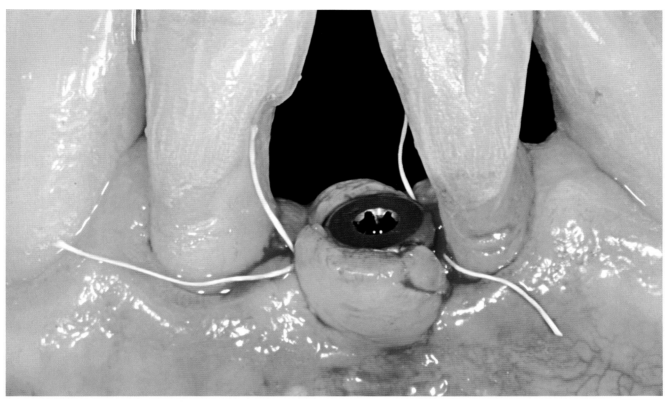

图3-57　使用间断缝合和凹形轮廓的愈合基台可以使种植体颈部形成良好的软组织封闭。

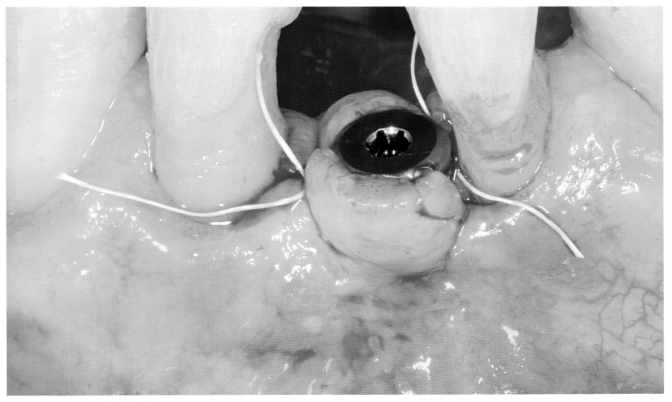

图3-58　邻牙颈部磨耗清晰可见。

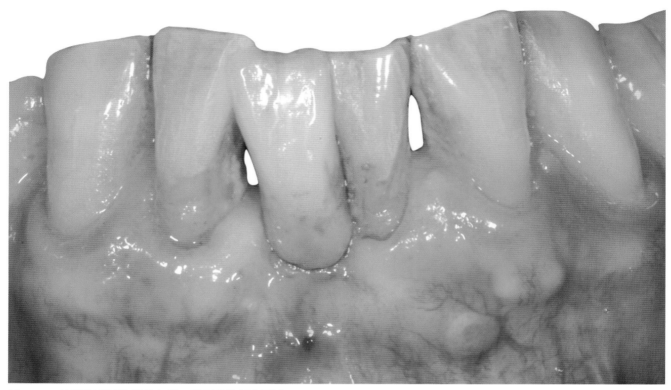

图3-59　使用临时冠修复体负载，并引导软组织形态。

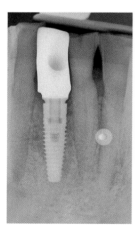

图3-60　根尖X线片显示良好的骨增量影像，种植体平台冠方骨愈合良好。

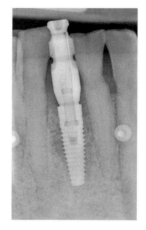

图3-61　取印模时的根尖X线片。

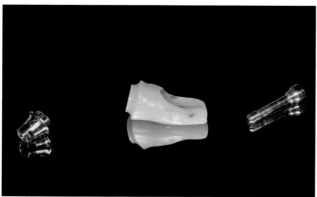

图3-62　最终冠修复体由钛基座、CAD/CAM氧化锆冠和中央螺丝组成，以降低氧化锆折裂的风险。3个组件的侧视图。

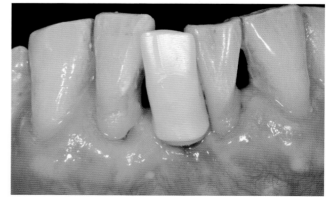

图3-63　试戴全锆底冠。

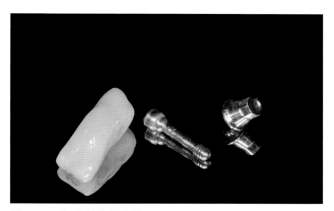

图3-64　氧化锆分层上瓷。

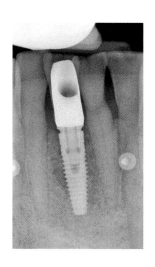

图3-65　最终修复体完成试戴后的根尖X线片。

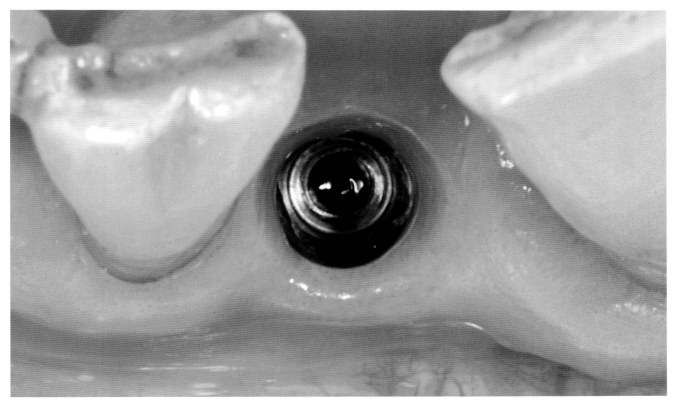

图3-66　1个月后，种植体周围黏膜健康，呈粉红色，形态良好，厚实。临时冠摘除后无渗血。

3.14　关键信息

　　一次多项手术同期完成操作，如果计划得当，仍然可以产生逼真的种植美学效果，并大大缩短总体愈合时间。

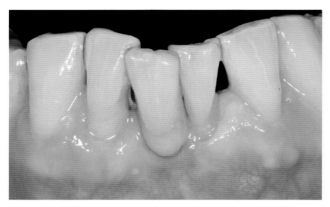

图3-67　最终CAD/CAM全瓷修复体正面观。

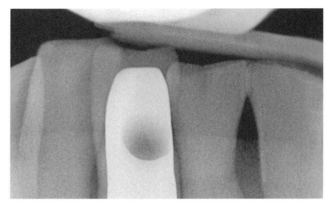

图3-68　牙冠最终就位后影像情况。透过组织可以看到引导骨组织再生术用来固定胶原膜的骨钉。然而，它没有被去除，因为对患者来说没有美学问题的困扰。按照最初的计划，最终牙冠模拟了一种自然的错位排牙。

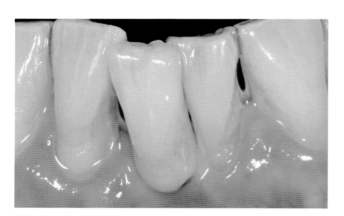

图3-69　全瓷冠特写。

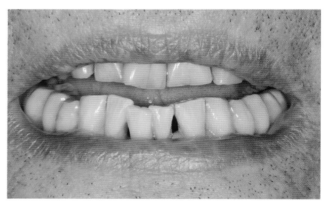

图3-70　完成最终种植修复的患者微笑，修复效果与天然牙列相协调。

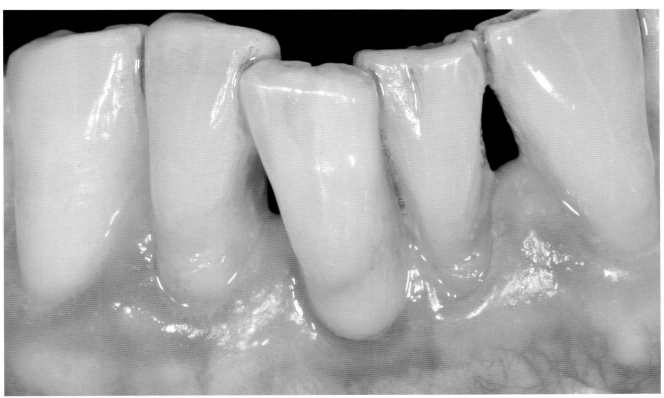

图3-71 2年后，邻牙与烤瓷全冠相比有色素沉着。随着时间的推移，种植修复体和龈乳头高度与相邻牙列的协调性稳定，种植体围周黏膜有明显增厚和角质化。

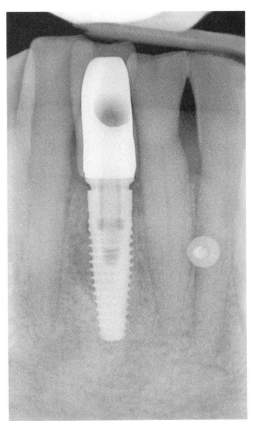

图3-72 根尖X线片显示种植体周围骨质稳定；种植体肩台的骨高度与戴冠时相同。

3.15　参考文献

[1] **Abrahamsson I,** Berglundh T, Lindhe J. The mucosal barrier following abutment dis/reconnection. An experimental study in dogs. J Clin Periodontol **1997**;24:568–572.

[2] **Aghaloo TL,** Moy PK. Which hard tissue augmentation techniques are the most successful in furnishing bony support for implant placement? Int J Oral Maxillofac Implants **2007**;22(suppl):49–70.

[3] **Aimetti M,** Manavella V, Corano L, Ercoli E, Bignardi C, Romano F. Three-dimensional analysis of bone remodeling following ridge augmentation of compromised extraction sockets in periodontitis patients: A randomized controlled study. Clin Oral Implants Res **2018**;29:202–214.

[4] **Behr M**, Spitzer A, Preis V, Weng D, Gosau M, Rosentritt M. The extent of luting agent remnants on titanium and zirconia abutment analogs after scaling. Int J Oral Maxillofac Implants **2014**;29:1185–1192.

[5] **Buser D,** Chappuis V, Kuchler U, Bornstein MM, Wittneben JG, Buser R, Cavusoglu Y, Belser UC. Long-term stability of early implant placement with contour augmentation. J Dent Res **2013**;92(suppl 12):176S–182S.

[6] **Chiapasco M,** Zaniboni M, Boisco M. Augmentation procedures for the rehabilitation of deficient edentulous ridges with oral implants. Clin Oral Implants Res **2006**;17(suppl 2):136–159.

[7] **Chiapasco M,** Zaniboni M. Clinical outcomes of GBR procedures to correct peri-implant dehiscences and fenestrations: a systematic review. Clin Oral Implants Res **2009**;20(suppl 4):113–123.

[8] **Clementini M,** Morlupi A, Canullo L, Agrestini C, Barlattani A. Success rate of dental implants inserted in horizontal and vertical guided bone regenerated areas: a systematic review. Int J Oral Maxillofac Surg **2012**;41:847–852.

[9] **Cosyn J,** Eghbali A, De Bruyn H, Dierens M, De Rouck T. Single implant treatment in healing versus healed sites of the anterior maxilla: an aesthetic evaluation. Clin Implant Dent Relat Res **2012**;14:517–526.

[10] **Cosyn J,** Pollaris L, Van der Linden F, De Bruyn H. Minimally Invasive Single Implant Treatment (M.I.S.I.T.) based on ridge preservation and contour augmentation in patients with a high aesthetic risk profile: one-year results. J Clin Periodontol **2015**;42:398–405.

[11] **Coulthard P,** Esposito M, Jokstad A, Worthington HV. Interventions for replacing missing teeth: bone augmentation techniques for dental implant treatment. Cochrane Database Syst Rev **2003**;3:CD003607.

[12] **Donos N,** Mardas N, Chadha V. Clinical outcomes of implants following lateral bone augmentation: systematic assessment of available options (barrier membranes, bone grafts, split osteotomy). J Clin Periodontol **2008**;35(suppl 8):173–202.

[13] **Gielkens PF,** Bos RR, Raghoebar GM, Stegenga B. Is there evidence that barrier membranes prevent bone resorption in autologous bone grafts during the healing period? A systematic review. Int J Oral Maxillofac Implants **2007**;22:390–398. Review.

[14] **Hämmerle CH,** Jung RE, Feloutzis A. A systematic review of the survival of implants in bone sites augmented with barrier membranes (guided bone regeneration) in partially edentulous patients. J Clin Periodontol **2002**;29(suppl 3):226–231; discussion 232–233.

[15] **Jensen SS,** Terheyden H. Bone augmentation procedures in localized defects in the alveolar ridge: clinical results with different bone grafts and bonesubstitute materials. Int J Oral Maxillofac Implants **2009**;24(suppl):218–236.

[16] **Kang YH,** Kim HM, Byun JH, Kim UK, Sung IY, Cho YC, Park BW. Stability of simultaneously placed dental implants with autologous bone grafts harvested from the iliac crest or intraoral jaw bone. BMC Oral Health **2015**;15:172.

[17] **Khzam N,** Arora H, Kim P, Fisher A, Mattheos N, Ivanovski S. Systematic Review of Soft Tissue Alterations and Esthetic Outcomes Following Immediate Implant Placement and Restoration of Single Implants in the Anterior Maxilla. J Periodontol **2015**;86:1321–1330.

[18] **Kornman KS,** Giannobile WV, Duff GW. Quo vadis: what is the future of periodontics? How will we get there? Periodontol 2000 **2017**;75:353–371.

[19] **Papaspyridakos P,** Chen CJ, Singh M, Weber HP, Gallucci GO. Success criteria in implant dentistry: a systematic review. J Dent Res **2012**;91:242–248.

[20] **Pjetursson BE,** Brägger U, Lang NP, Zwahlen M. Comparison of survival and complication rates of tooth-supported fixed dental prostheses (FDPs) and implant-supported FDPs and single crowns (SCs). Clin Oral Implants Res **2007**;18(suppl 3):97–113.

[21] **Rasperini G,** Siciliano VI, Cafiero C, Salvi GE, Blasi A, Aglietta M. Crestal bone changes at teeth and implants in periodontally healthy and periodontally compromised patients. A 10-year comparative case-series study. J Periodontol **2014**;85:e152–e159.

[22] **Sakkas A,** Schramm A, Winter K, Wilde F. Risk factors for post-operative complications after procedures for autologous bone augmentation from different donor sites. J Craniomaxillofac Surg **2018**;46:312–322.

[23] **Seki K,** Nakabayashi S, Tanabe N, Kamimoto A, Hagiwara Y. Correlations between clinical parameters in implant maintenance patients: analysis among healthy and history-of-periodontitis groups. Int J Implant Dent **2017**;3:45.

[24] **Slagter KW,** den Hartog L, Bakker NA, Vissink A, Meijer HJ, Raghoebar GM. Immediate placement of dental implants in the esthetic zone: a systematic review and pooled analysis. J Periodontol **2014**;85:e241–e250.

[25] **Slagter KW,** Meijer HJ, Bakker NA, Vissink A, Raghoebar GM. Feasibility of immediate placement of single-tooth implants in the aesthetic zone: a 1-year randomized controlled trial. J Clin Periodontol **2015**;42:773–782.

[26] **Slagter KW,** Meijer HJ, Bakker NA, Vissink A, Raghoebar GM. Immediate Single-Tooth Implant Placement in Bony Defects in the Esthetic Zone: A 1-Year Randomized Controlled Trial. J Periodontol **2016**;15:1–15.

[27] **Slots J.** Periodontitis: facts, fallacies and the future. Periodontol 2000 **2017**;75:7–23.

[28] **Tabanella G,** Nowzari H, Slots J. Clinical and microbiological determinants of ailing dental implants. Clin Implant Dent Relat Res **2009**;11:24–36.

[29] **Tabanella G** "May Vitamin D Intake be a Risk Factor for Peri-Implant Bone Loss? A Critical Review". EC Dental Science 15.3 **2017**:71–76.

[30] **Tabanella G,** Schupbach P. "A Peri-Implant Soft Tissue Biopsy Technique to Analyze the Peri-Implant Tissue Sealing: A Non Invasive Approach for Human Histologies". EC Dental Science 16.2 **2017**:93–99.

[31] **Tabanella G.** Oral tissue reactions to suture materials: a review. J West Soc Periodontol Periodontal **2004**;52:37–44.

[32] **Tabanella G.** The "Buccal Pedicle Flap technique" for peri-implant soft tissue boosting. Int J Esthet Dent (in press).

[33] **Tomasi C,** Tessarolo F, Caola I, Wennström J, Nollo G, Berglundh T. Morphogenesis of peri-implant mucosa revisited: an experimental study in humans. Clin Oral Implants Res **2014**;25:997–1003.

[34] **Urban IA,** Nagursky H, Lozada JL, Nagy K. Horizontal ridge augmentation with a collagen membrane and a combination of particulated autogenous bone and anorganic bovine bone-derived mineral: a prospective case series in 25 patients. Int J Periodontics Restorative Dent **2013**;33:299–307.

[35] **van Brakel R,** Meijer GJ, Verhoeven JW, Jansen J, de Putter C, Cune MS. Soft tissue response to zirconia and titanium implant abutments: an in vivo within-subject comparison. J Clin Periodontol **2012**;39:995–1001.

[36] **Wessing B,** Emmerich M, Bozkurt A. Horizontal Ridge Augmentation with a Novel Resorbable Collagen Membrane: A Retrospective Analysis of 36 Consecutive Patients. Int J Periodontics Restorative Dent **2016**;36:179–187.

[37] **Zangrando MS,** Damante CA, Sant'Ana AC, Rubo de Rezende ML, Greghi SL, Chambrone L. Long-term evaluation of periodontal parameters and implant outcomes in periodontally compromised patients: a systematic review. J Periodontol **2015**; 86:201–221.

[38] **Zhao B,** van der Mei HC, Subbiahdoss G, de Vries J, Rustema-Abbing M, Kuijer R, Busscher HJ, Ren Y. Soft tissue integration versus early biofilm formation on different dental implant materials. Dent Mater **2014**;30:716–727.

CHAPTER 4

第4章 种植失败
IMPLANT FAILURE

医源性的骨移植和种植体植入术：与口腔上颌窦相通的失败种植体

Latrogenic bone grafting and implant placement: ailing dental implants associated with oroantral communication

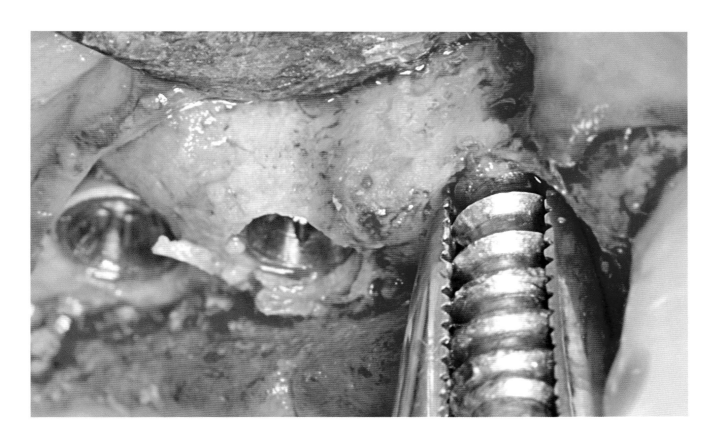

有关该临床病例的更多详细信息，请扫描二维码，关注后输入zz4观看视频（时长：39分钟）

　　一位41岁女性患者，在2年前接受口腔种植治疗，随后自觉有脓液自曾在右侧鼻腔和口内接受上颌窦提升术植入的一颗种植体处渗出。感染种植体邻近的天然牙存在牙髓病变。临床症状表现为种植体的松动和疼痛。对于此病例的临床治疗基于两个手术阶段：第一阶段旨在消除感染，拔除感染种植体和有牙髓治疗史的天然牙，并且关闭口腔上颌窦相通处；第二阶段拔除另一颗种植体，此时经上颌窦提升术后即刻植入种植体，并行引导骨组织再生术，术后实行即刻负载修复方案，以缩短局部愈合时间。此病例提示人体在拔除医源性感染种植体后良好的组织再生能力。

4.1　引言

由于右鼻孔长期流脓涕的问题，患者处于情绪较差的状态。求诊解决临床情况的同时，她又对口腔种植治疗表示怀疑。作为一名律师，患者工作繁忙，需要尽快得到治疗。更重要的是，脓肿的气味以及绿色脓液的溢出使她生活质量变差。由于患者较为年轻，临床医生选择了种植再治疗，确保长期效果。但是，对于这种较为复杂的治疗需要有进一步的斟酌和研究。

此病例中，消除感染并且确保患者的全身健康是临床治疗的首要任务。未处理的上颌窦感染将导致全鼻窦炎甚至嗅觉丧失、脑膜炎和视觉异常等临床问题。影像学检查必须以全面评估每个鼻窦的状况为基础，若鼻窦的感染并非牙源性感染，则必须转诊至耳鼻喉专科。一旦鼻窦的炎症完全消失并且急性炎症症状得到缓解，第二阶段的治疗将以关闭口腔上颌窦相通为主。理想情况下，建议根除鼻窦急性炎症的同时关闭口腔上颌窦相通。然而，上颌窦的开放可以使感染上颌窦中的脓液得到良好的引流，因此，这种方法的可行性仍待商榷。

重度病理状态的上颌窦炎症需要更长的愈合时间，并且更容易发生治疗失败及膜穿孔等临床问题。为了设计合适的微创上颌窦提升术，以上情况都必须纳入考虑因素中。此时，上颌窦提升术并非是骨内种植体植入术的一种合适选择。即使我们所关注的问题是解决上颌窦炎症，患者迫切想解决临床症状的心理状态也应该被重视。

事实上，该类型患者可能没有严格遵守术后医嘱、随意更改医嘱药物的剂量、不重视临床症状消失后的复诊。该类型患者迫切希望其临床症状可以解决，但是患者对过去2年无间断的种植治疗感到筋疲力尽。再治疗不允许出现任何纰漏，因为并发症再次发生是该类型患者无法接受的结果。因此有意向帮助该类型患者的临床医生必须评估再治疗的风险。基于该类型患者的年龄、治疗期望和社交活动，可摘局部义齿不是合适的选择。因此，骨内牙种植体是唯一正确的选择。临床医生必须关注的是此病例中微小程度的并发症都可能会发展为法律问题。循证口腔医学、医生临床经验、牙周技术以及先进的器械和材料将有利于临床医生进行有效的治疗。

4.2　既往病史

41岁女性患者，自觉右侧颧骨疼痛，右侧上颌牙弓发热、化脓、肿胀。患者的情绪状态很重要。除低血压外否认其他系统性病史，否认服药史。

4.3　口腔专科病史

患者自诉从儿时起即接受口腔治疗。不同诊所、不同国家的长期口腔治疗给患者带来糟糕的体验。最后，患者主诉在此次就诊前她接受了一项长达2年的治疗，主要是由一个全科医生团队完成的上颌窦提升术、种植体植入术和修复治疗。

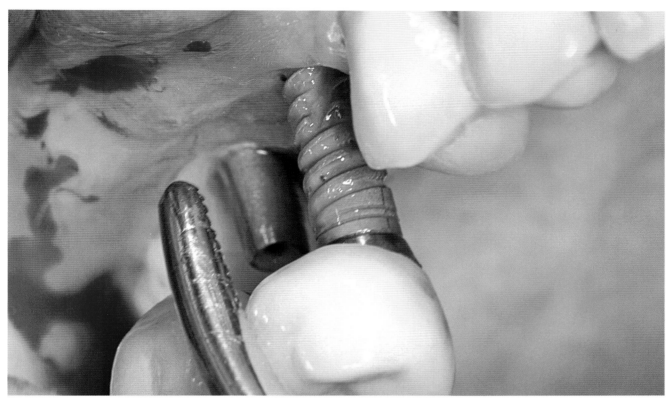

图4-15　止血钳轻柔地拔除16#种植体。骨面可见化脓征象。

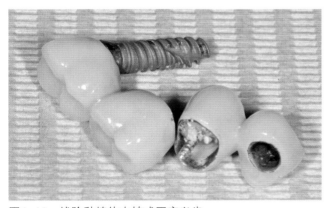

图4-16　拔除种植体支持式固定义齿。

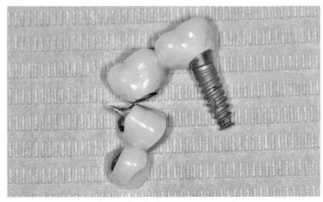

图4-17　可见与水平型牙根折裂相关的根桩。

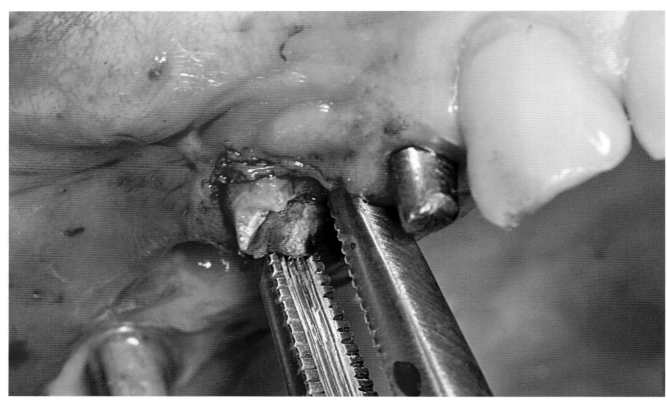

图4-18 拔除15#天然牙上的冠修复体，可见15#颈部环状牙体缺损。用超声器械分离牙龈后，微创拔除残留牙体。

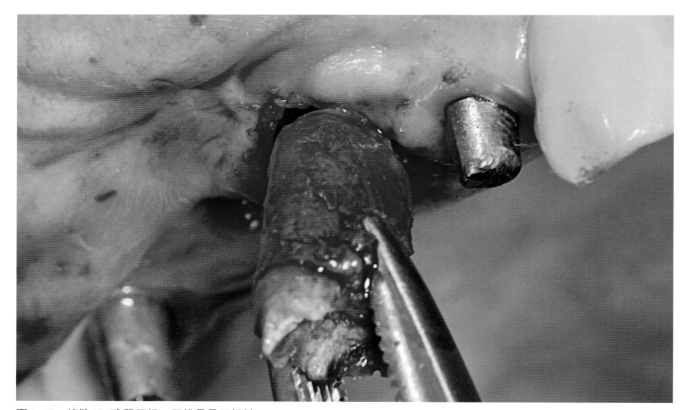

图4-19 拔除15#残留牙根，牙槽骨骨面粗糙。

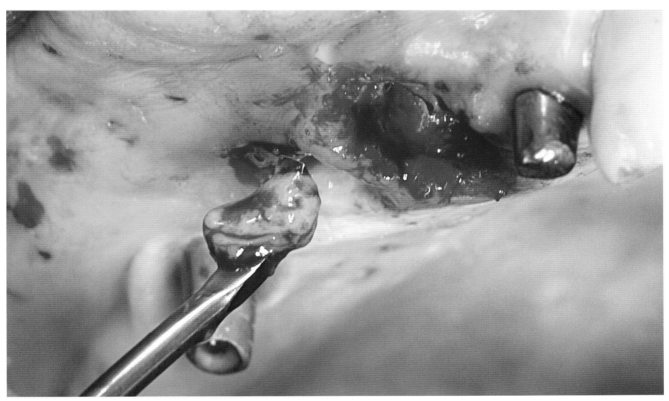

图4-20　摘除根尖肉芽肿，并刮除牙槽窝内肉芽组织。

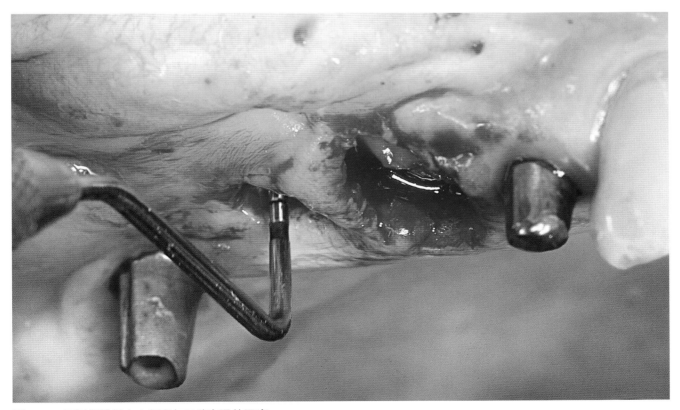

图4-21　牙周探诊探查上颌窦与口腔穿通的深度。

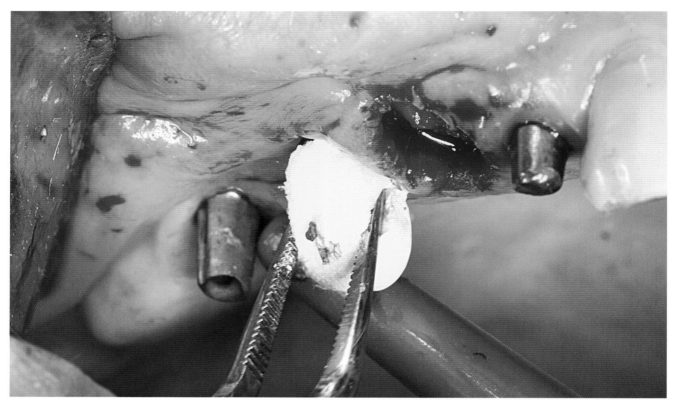

图4-22　多孔的胶原海绵置于上颌窦瘘口处以闭合口-鼻腔交通，将上颌窦施耐德膜上抬，同时降低出血风险，稳定血凝块，有利于最终的骨再生。

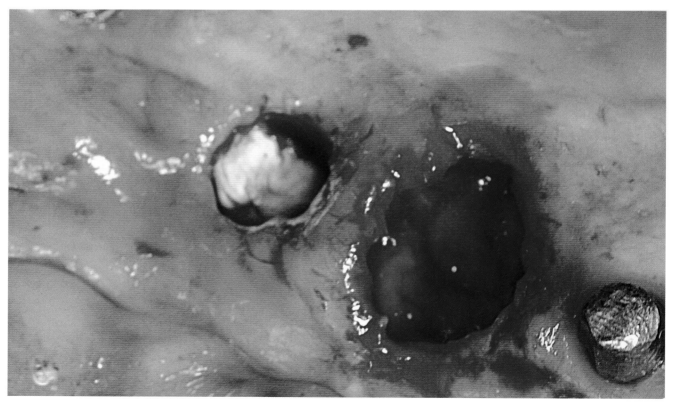

图4-23　胶原稳定封闭创口（咬合面）。

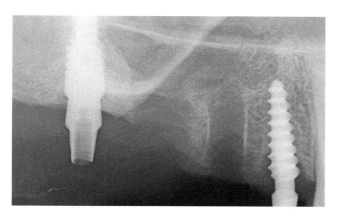

图4-24 术后根尖X线片：无胶原影像；可见种植体、残根拔除术导致的骨吸收。

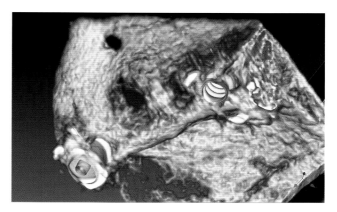

图4-25 拔除15#、16#后，三维重建可见口腔上颌窦相通处。

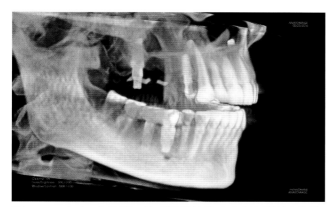

图4-26 愈合3个月后，软硬组织的重建有利于辨认周围组织间的关系。尤其是放射导板的使用有利于红白美学结合界面的分析。

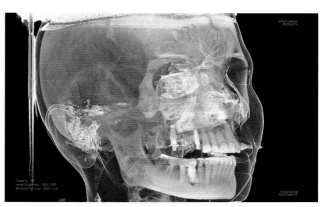

图4-27 数字化重建结果的半侧面观，可见三维模型上的最终黏膜边缘，由此可通过精准的计算确定种植体植入深度。

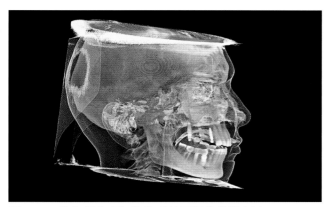

图4-28 软组织和硬组织的重叠可评估美学变量。

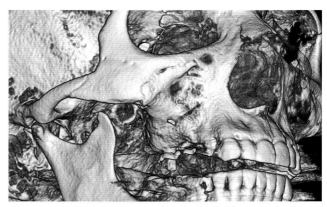

图4-29 三维重建显示出口腔上颌窦相通处的完全闭合。

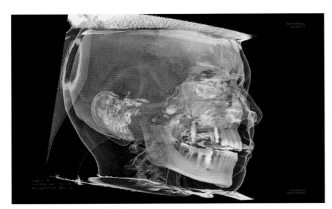

图4-30 三维重建侧面观。

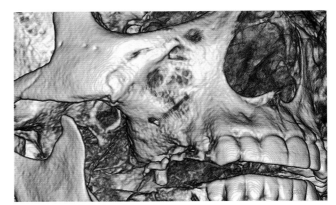

图4-31 由于炎症性骨吸收，14#种植体颊侧螺纹暴露，颊侧剩余骨板菲薄。

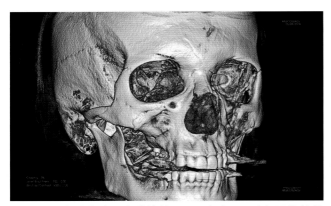

图4-32 多孔的胶原海绵的使用为上颌窦-口腔相通处的骨再生提供条件。

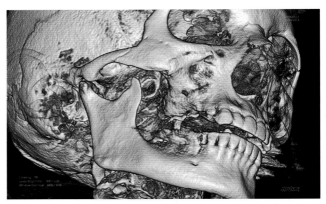

图4-33 三维重建影像中最终黏膜位置对于种植体植入深度的确定是至关重要的。可计算出黏膜与牙槽嵴顶之间的距离。

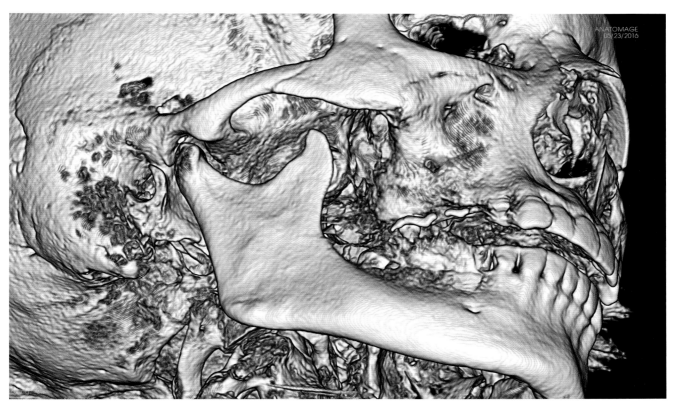

图4-34　14#种植体螺纹暴露，颊侧剩余骨板菲薄。

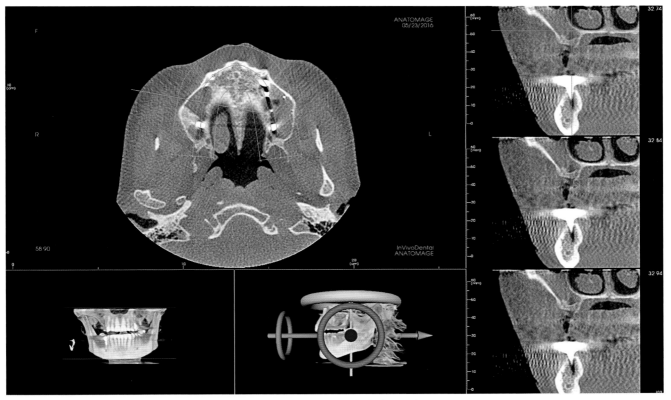

图4-35　3个月后，上颌窦黏膜仍处于增厚状态，但是可见上颌窦炎症消退征象。

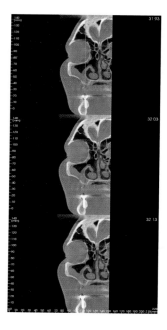

图4-36　鼻道清洁，炎症消退。

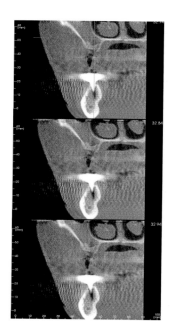

图4-37　剩余骨高度约为3mm：术中须应用上颌窦提升术方可植入种植体。

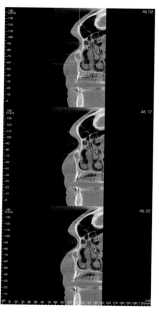

图4-38　14#病变种植体螺纹暴露约6mm。

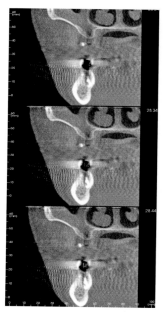

图4-39　其他矢状切面显示剩余骨高度不足1mm，上颌窦提升术不是恰当的选择。

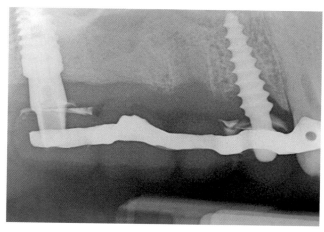

图4-40　术后3个月，根尖X线片显示高密度骨质影像。上颌窦-口腔相通处修复后，应用胶原海绵进行微创的上颌窦提升术。

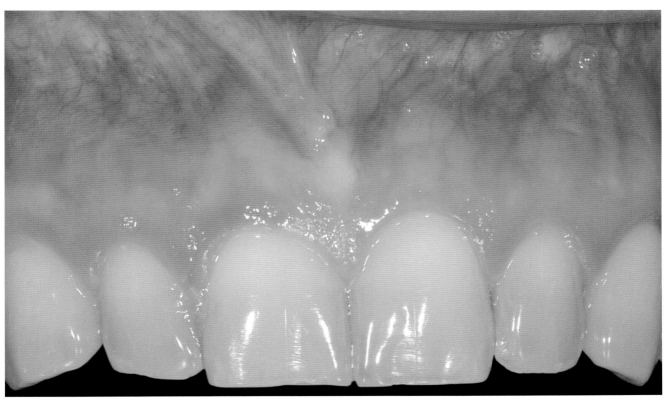

图4-41　可见与磨牙症相关的磨损平面。种植修复负载方案设计需将此病理磨损考虑在内。

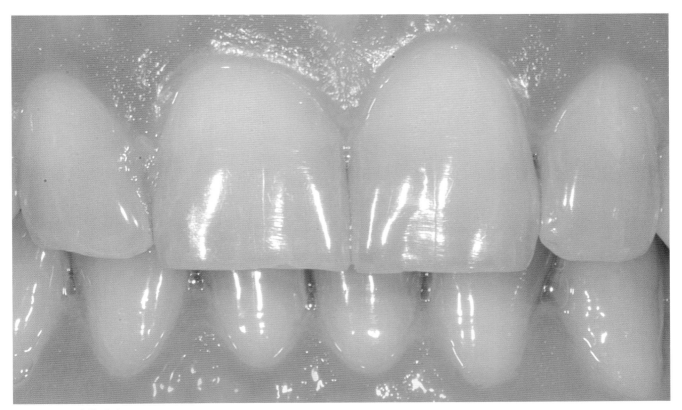

图4-42　六分位咬合面。

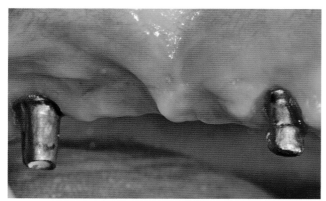

图4-43　颊面观：软组织情况得到改善。没有明显的炎症征象，经临时修复体的软组织塑形后可见龈乳头轮廓。

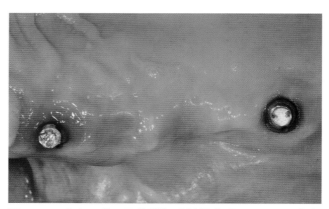

图4-44　咬合面观：牙槽嵴颊舌侧塌陷明显，后牙区角化黏膜不足。

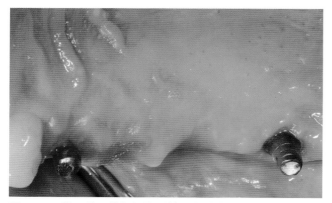

图4-45　腭面观：软组织塑形效果仍清晰可见。

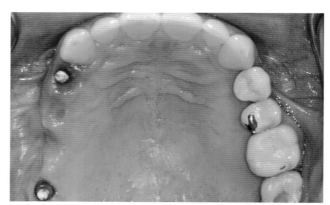

图4-46　后牙区的种植体相应的黏膜前庭沟变浅甚至消失，由磨损平面可知磨牙症是失败的诱发因素之一。

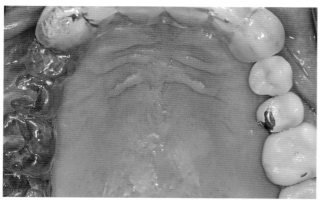

图4-47　依照诊断蜡型制作一个手术导板。

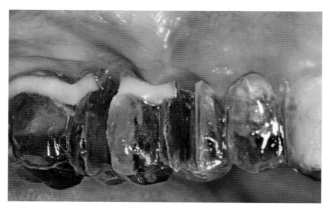

图4-48　将放射性模板制作成为手术导板。暴露黏膜线，作为种植体植入深度计算的参照。

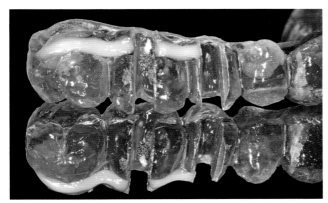

图4-49 手术导板形态可知，相比缺牙区前段，后牙区需要人工牙龈修饰的可能性较大。

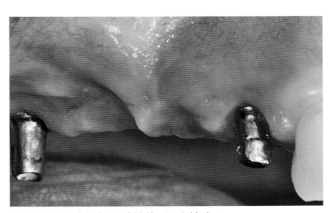

图4-50 手术导板为种植体-牙支持式。

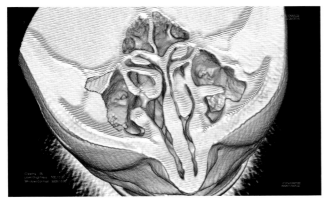

图4-51 移除种植体、闭合口腔上颌窦相通处3个月后，右侧上颌窦干净且健康。

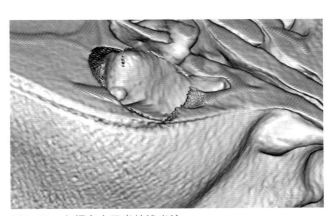

图4-52 上颌窦内无炎性渗出液。

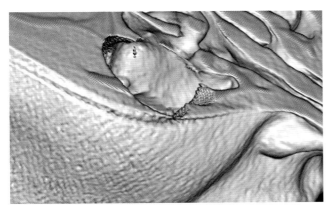

图4-53 上颌窦没有化脓迹象，患者无症状。

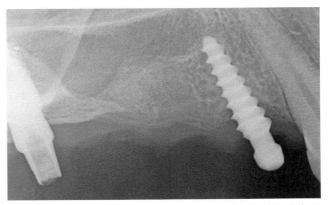

图4-54 根尖X线片显示：15#拔除后植入胶原塞的位点有高密度的新骨生成。这与胶原塞机械性抬高上颌窦黏膜相关，并且在不植入自体骨或生物材料的情况下实现了骨再生。

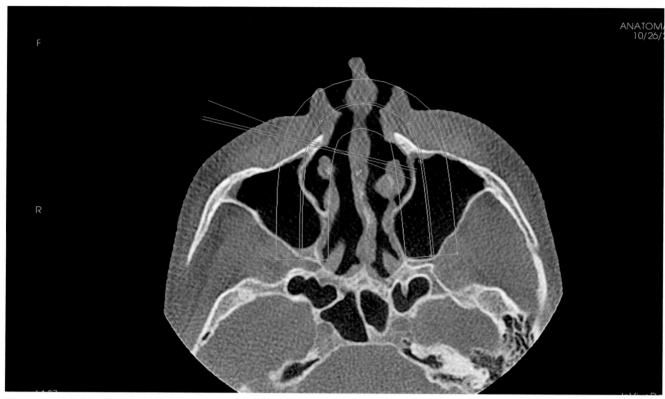

图4-55　轴向切面显示上颌窦炎症完全消退。

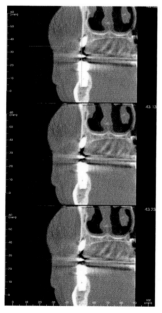

图4-56　矢状切面显示14#种植体周围骨吸收。

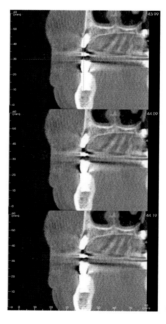

图4-57　种植体周围的骨吸收主要集中于颊侧与根尖区域。

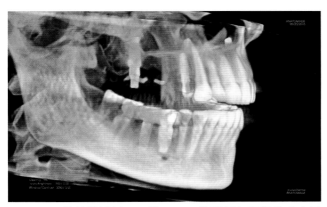

图4-58 放射性模板显示缺牙区牙槽嵴顶与预期黏膜水平线之间的距离。

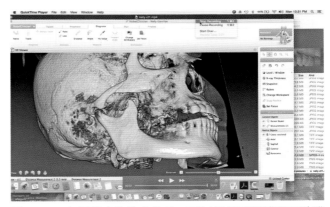

图4-59 应用精确的数字软件，可以测量牙槽嵴顶至黏膜水平之间的距离。种植体植入深度的预测变得更准确。

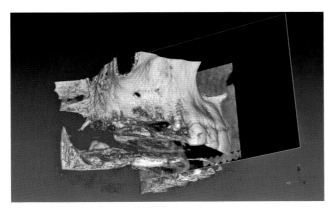

图4-60 口腔上颌窦相通处完全闭合。

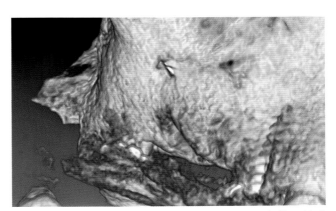

图4-61 多孔胶原海绵的放置人为地创造出一个带五骨壁的骨内缺损，3个月后此骨内缺损区可见新生骨。

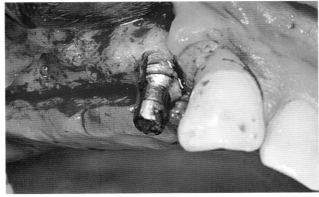

图4-62 牙槽嵴顶水平切口不附加垂直切口，翻开全厚瓣暴露视野。可见暴露的种植体螺纹。

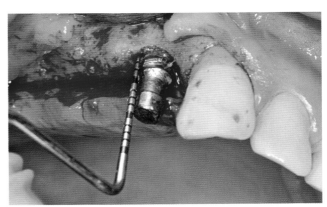

图4-63 病变种植体周围测得约5mm的骨吸收。

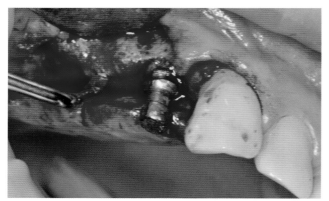

图4-64　手术首先使用扩孔钻及骨凿进行种植术区预备，同期行上颌窦提升术。放置多孔胶原，以防止窦膜穿孔并且减少出血，同时一定程度提升窦底黏膜。

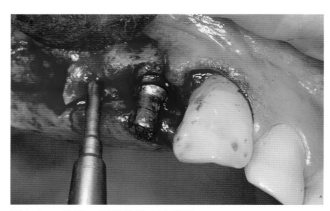

图4-65　使用#2骨凿放置多孔胶原。

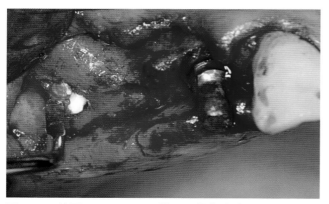

图4-66　使用TABANELLA 1放置干燥多孔胶原。

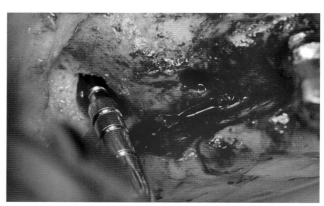

图4-67　使用深度探测器探查窦底提升的深度及窦底黏膜的移动度。

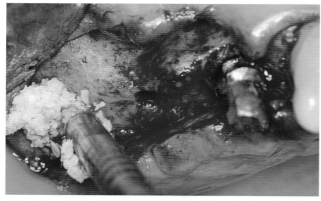

图4-68　使用#3骨凿将脱钙牛骨基质置于窦底，并且不触及窦底黏膜。再次以相同深度插入骨凿向根尖方向压实骨粉颗粒。

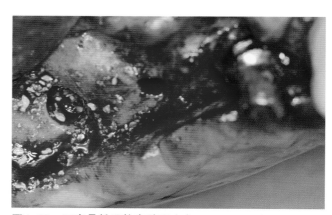

图4-69　压实骨粉颗粒有助于止血。

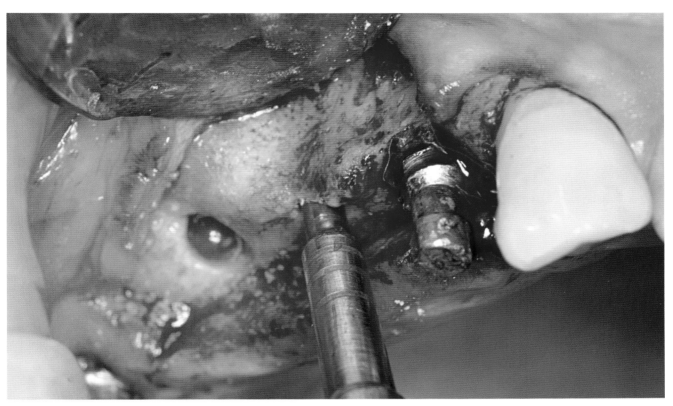

图4-70　再次使用#2骨凿，以压碎#3骨凿提升后残留的环状骨组织。

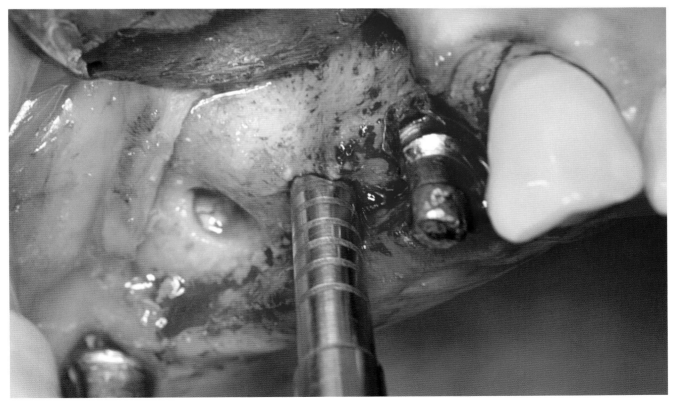

图4-71　再次使用#3骨凿，以压实#2骨凿碎裂的骨组织碎屑。

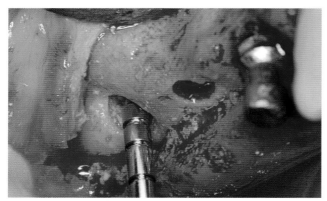

图4-72　再次使用深度探测器，以探测骨粉颗粒的密实性和稳定性。

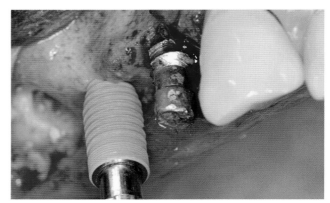

图4-73　种植窝的预备相对不足，并且手术过程中没有使用攻丝钻，甚至是经骨增量的骨组织，都可以通过这种方法获得较高的种植体初期稳定性。

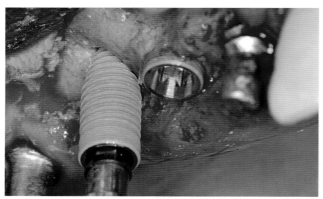

图4-74　以同样的方式植入第二颗种植体。

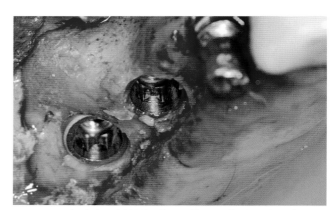

图4-75　在手术导板的指引下，按照预期的植入深度将种植体稳定地植入种植窝。

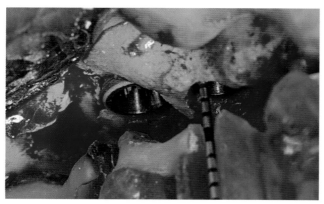

图4-76　利用手术导板再次检查种植体根冠向定位，确保种植体顶部在黏膜水平线下3mm。

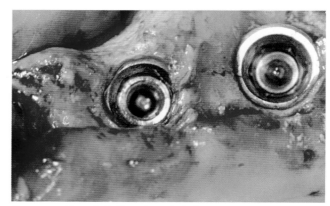

图4-77　植入种植体，确保种植体周围骨质的厚度及完整性。

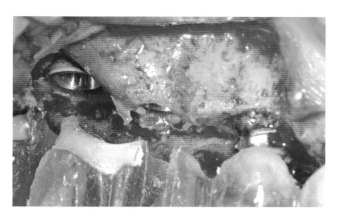

图4-78 近距离显示种植体植入深度。

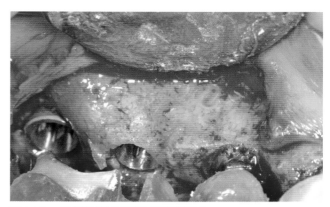

图4-79 种植体顶部埋于牙槽嵴顶下。

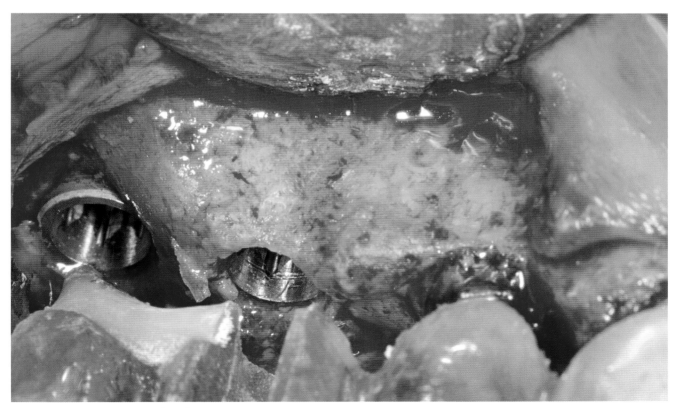

图4-80 种植体周围骨质厚度至少为1.4mm。

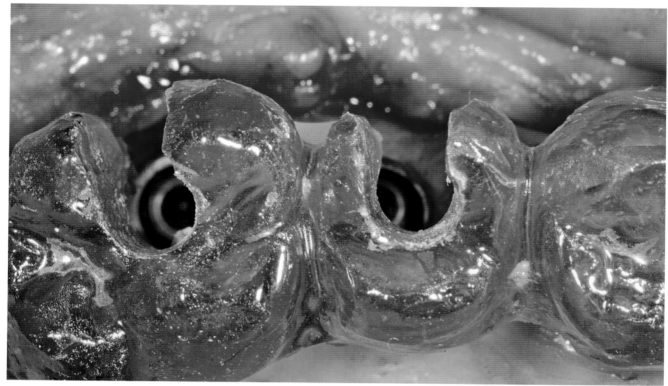

图4-81　导板显示出3D数字化软件引导种植手术的精确性。

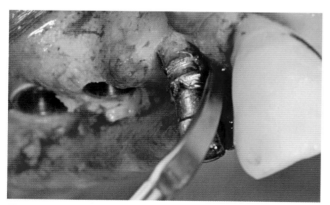

图4-82　超声器械的协助下拔除种植体，最大限度地保留种植体周围骨质。

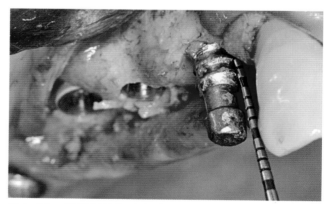

图4-83　牙周探诊探查超声器械作用下种植体周围的死腔。

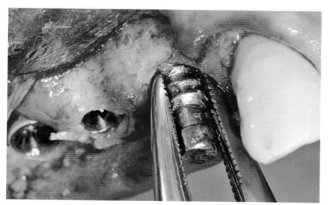

图4-84　采用拔牙钳轻柔地旋转种植体。

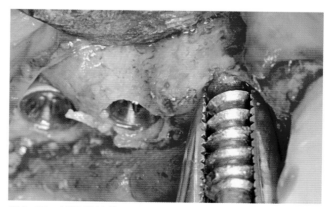

图4-85　拔除种植体。

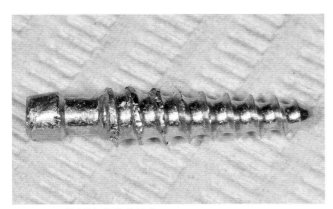

图4-86 微创拔除的种植体。

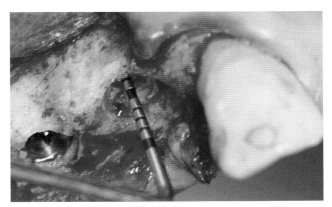

图4-87 牙周探诊探查剩余的骨质。

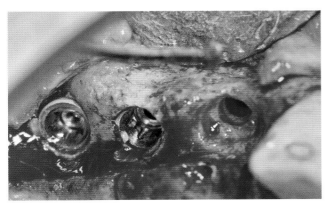

图4-88 可见种植体相关的螺纹轮廓。

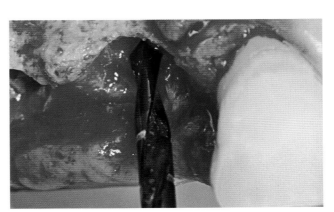

图4-89 使用扩孔钻预备新种植窝。扩孔钻主要预备腭侧区域，为颊侧骨增量提供空间。

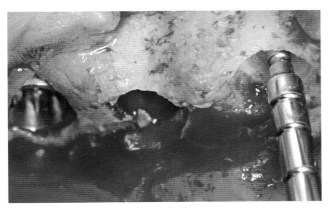

图4-90 再次使用深度探测器探查。

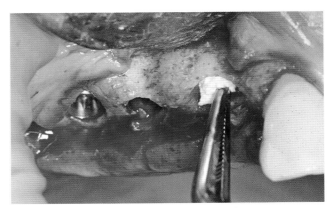

图4-91 种植窝洞填充胶原塞，以减少出血。

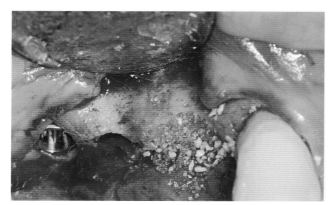

图4-92　种植窝洞填充脱钙牛骨基质颗粒。

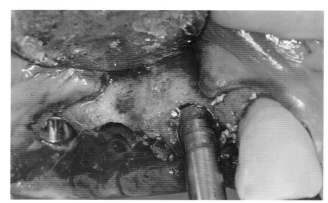

图4-93　使用骨凿压实移植骨颗粒，同时预备种植窝洞。

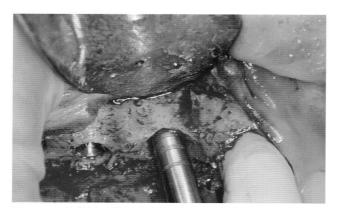

图4-94　骨凿插入的深度为11mm。

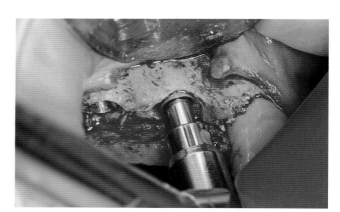

图4-95　植入3.5mm×11mm的窄种植体1颗。

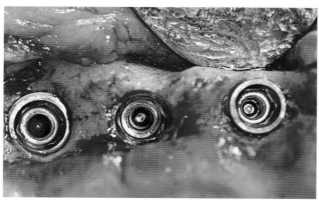

图4-96　3颗种植体植入完成。

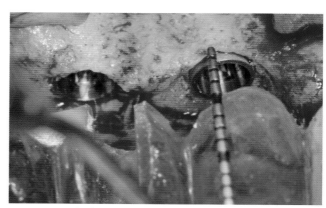

图4-97　近中种植体顶部在黏膜水平下4mm。

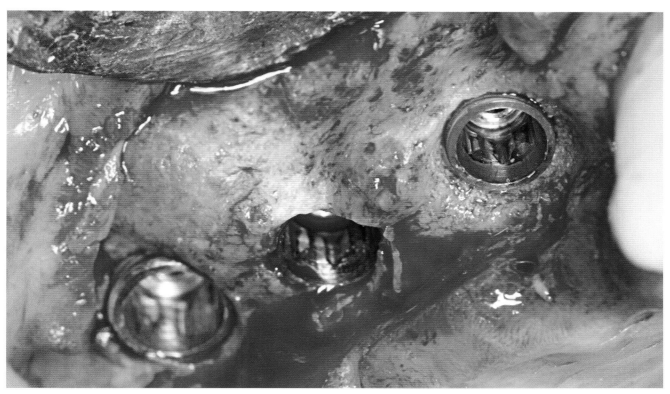

图4-98　由于扩孔钻与骨凿的联合应用，种植体均无螺纹暴露现象。

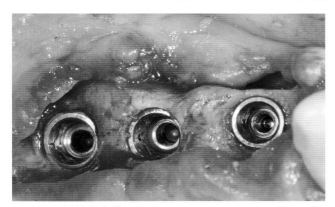

图4-99　骨轮廓完整。

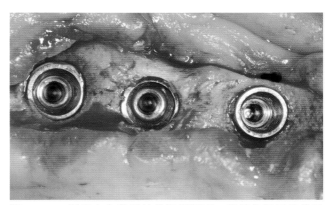

图4-100　近远中向的种植体间距适当，种植体间足量的骨质得以保留。

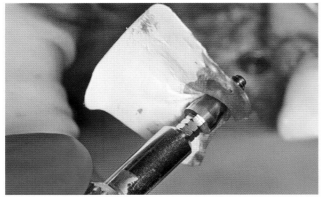

图4-101　将非交联胶原膜覆于术区，利用临时基台将膜的一端固定在牙槽嵴顶。

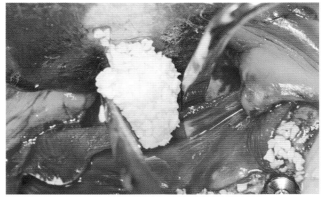

图4-102　利用另外2个临时基台固定胶原膜后，将脱钙牛骨基质置于人造盲袋内。

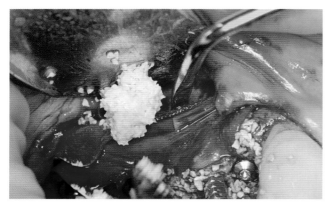

图4-103　TABANELLA 1用于根冠向、种植体相邻区域的骨缺损充填，这些区域较难实现充填骨粉的密实性。

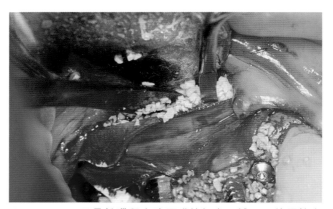

图4-104　一旦骨粉滞留在胶原膜的根方区域，可使用较大的骨粉充填器压实膜边缘的骨粉。

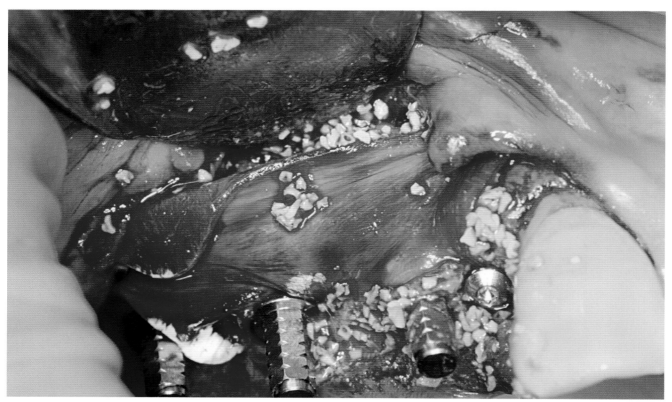

图4-105　膜的覆盖范围越大，移植骨粉颗粒稳定性越佳。

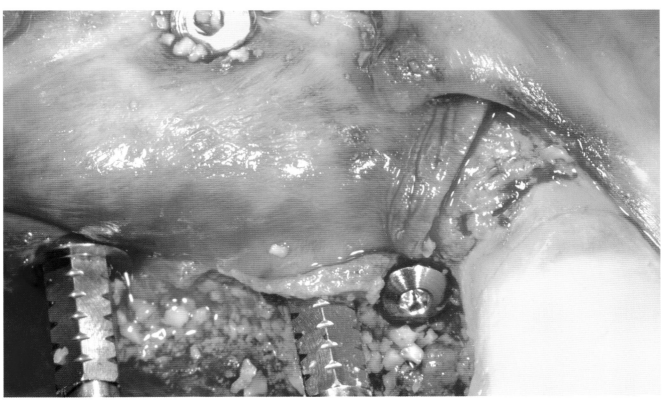

图4-106 最终植入小钛钉以固定胶原膜的近远中端及根方部分。

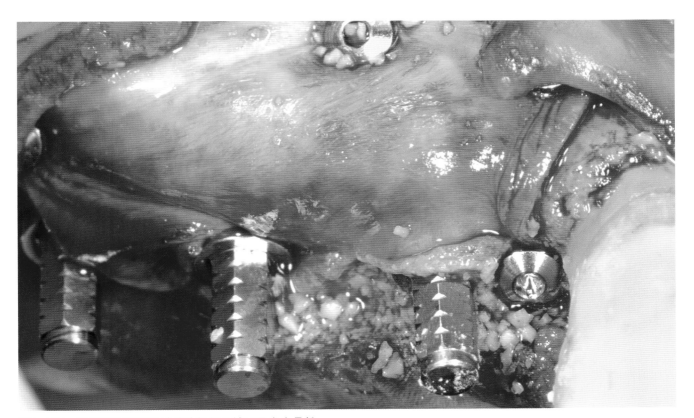

图4-107 胶原膜未覆盖的种植体相邻区域可见多余骨粉。

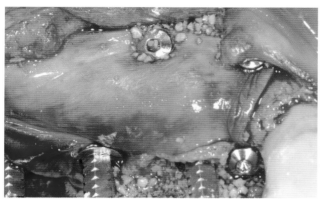

图4-108　临时基台及种植体的稳定性为骨内种植体的即刻负载提供条件。

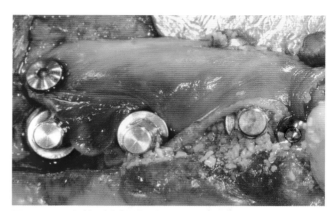

图4-109　完整重建颊侧骨板。

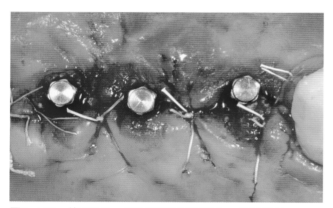

图4-110　使用6.0 e-PTFE缝线间断缝合，关闭创口。

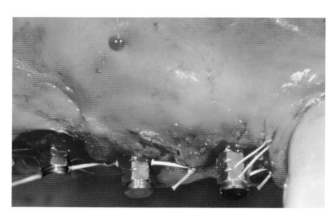

图4-111　将皮瓣向冠方推进缝合。

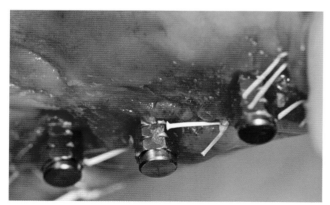

图4-112　软组织凸度的形成是由于颊侧骨板GBR（可吸收性胶原膜）的实施。

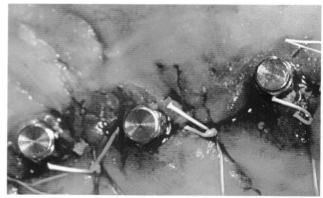

图4-113　水平切口保证了皮瓣的柔韧性，并且不会使前庭沟深度降低。

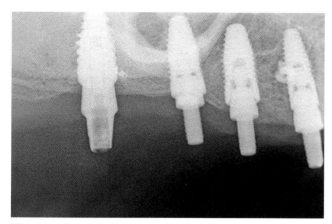

图4-114 术后根尖X线片。

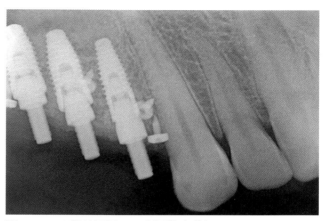

图4-115 X线片可见GBR所用的小钛钉。

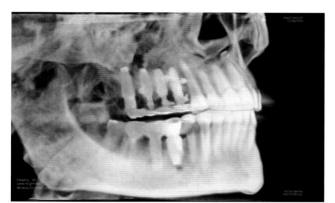

图4-116 术后三维重建。

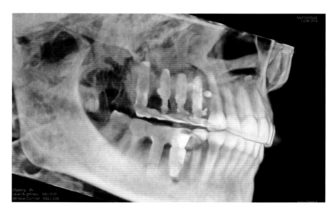

图4-117 种植体即刻负载。

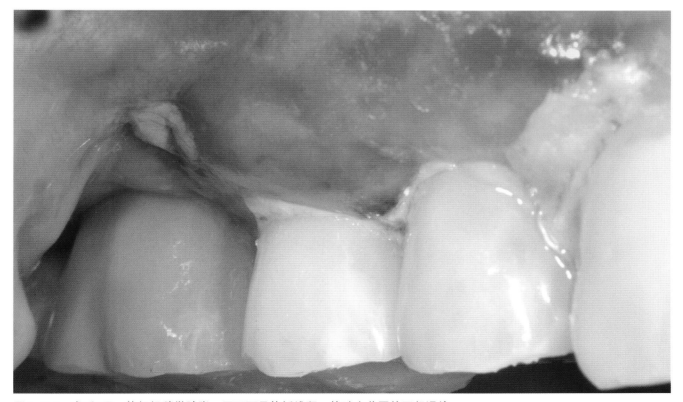

图4-118 术后3天，软组织稍微肿胀，牙面可见软垢堆积，伴随小范围的牙龈退缩。

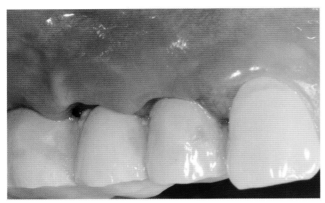

图4-119　术后3天，观察到的牙龈肿胀及退缩的情况已完全缓解。

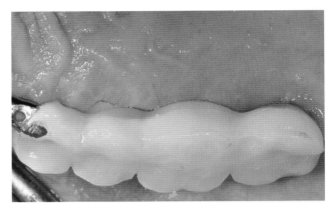

图4-120　由于GBR术中翻起的腭侧皮瓣面积较小，腭侧软组织愈合速度较颊侧快。

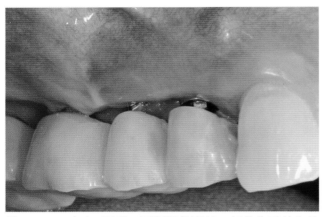

图4-121　愈合4周后，牙龈退缩明显，部分临时基台暴露。这是GBR过度重建引起的生理性软组织退缩。

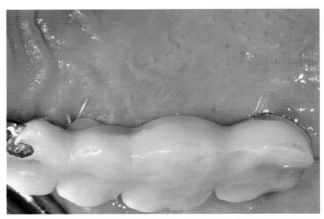

图4-122　腭侧牙龈退缩不显著，这与术中小范围的腭侧翻瓣相关，此方式不影响腭侧组织的血运。因此，颊侧龈乳头的退缩由腭侧血管循环补偿。

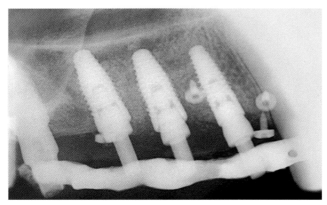

图4-123　根尖X线片显示骨愈合良好，可见上颌窦提升术后新形成的上颌窦底。

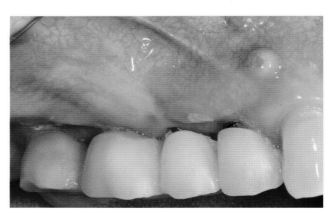

图4-124　由于腭侧采用了微创的翻瓣技术，所以龈乳头的高度在4个月后有所提升。

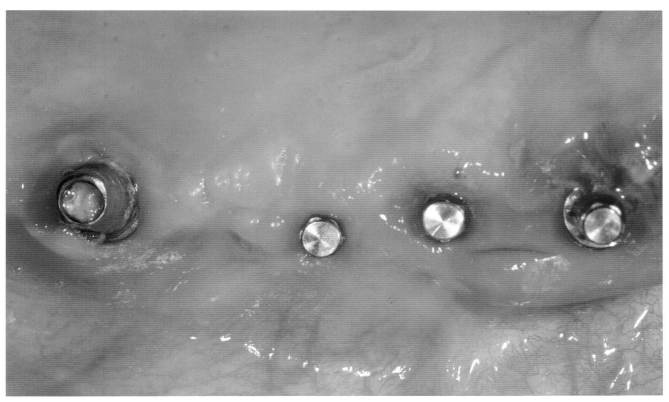

图4-125　临时修复体拆除后的咬合面观。

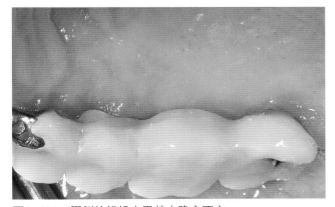

图4-126　腭侧的组织水平基本稳定不变。

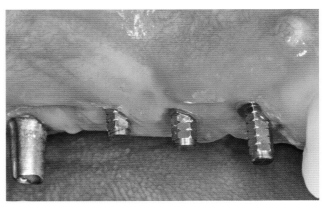

图4-127　临时修复体移除后的颊面观：透过组织面可见小钛钉。每个种植体基台周围均可见足够厚度的黏膜组织。

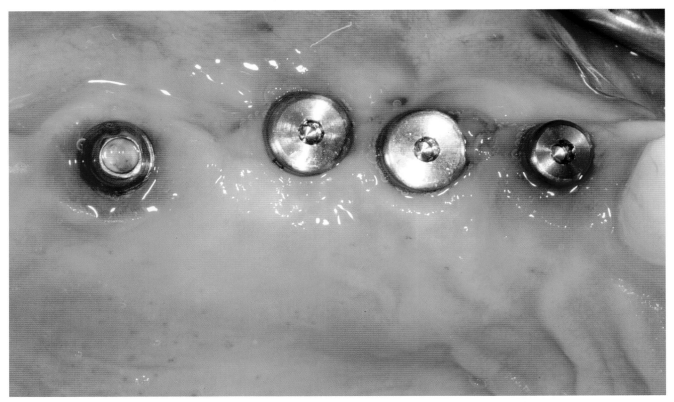

图4-128   咬合面观：愈合5个月后。

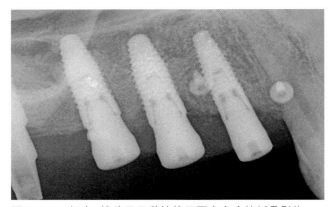

图4-129   根尖X线片显示种植体周围高密度的新骨影像。

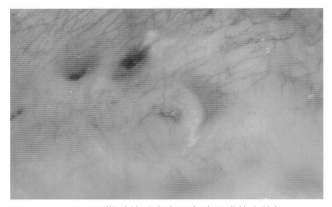

图4-130   GBR同期种植手术中固定胶原膜的小钛钉。

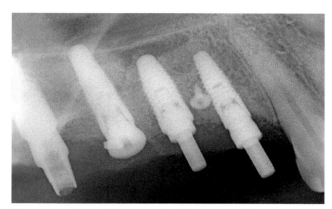

图4-131　根尖X线片：新生骨质的密度有所增强。

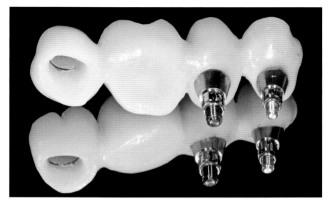

图4-132　16#种植体与临时修复体不接触，使用凹形愈合基台，种植体周围黏膜相应地增厚。

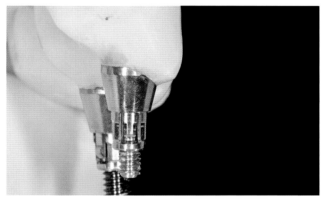

图4-133　螺丝固位–临时义齿的颈部边缘的设计发挥支撑种植体周围黏膜、牙龈轮廓成形的作用。

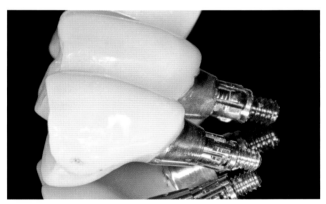

图4-134　螺丝固位–临时义齿更便于管理种植体周围的软组织塑形。

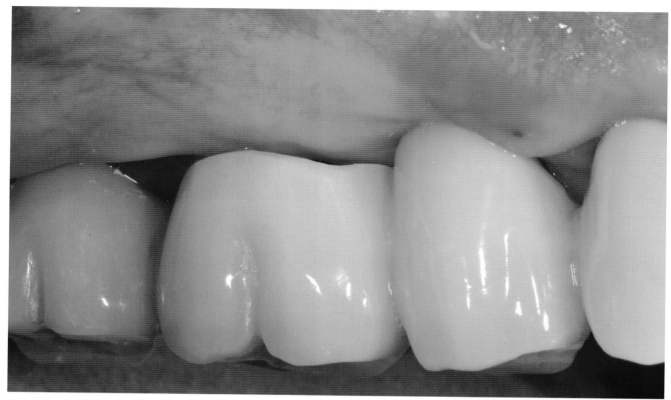

图4-135 新临时义齿的侧面观。空阔的邻间隙予以软组织足够的生长爬行空间。

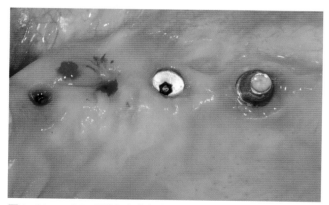

图4-136 GBR可以重建颊侧骨板以支撑黏膜组织。实行GBR区域的黏膜厚度及种植体周围黏膜的质量很可观。在没有附加结缔组织移植术的情况下,实现了自然仿生轮廓的软组织愈合,即应用同期且微创的手术,完成了对失败病例的成功再治疗。

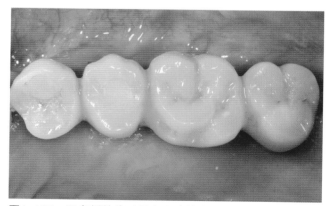

图4-137 固定新的临时固定义齿的咬合面观。

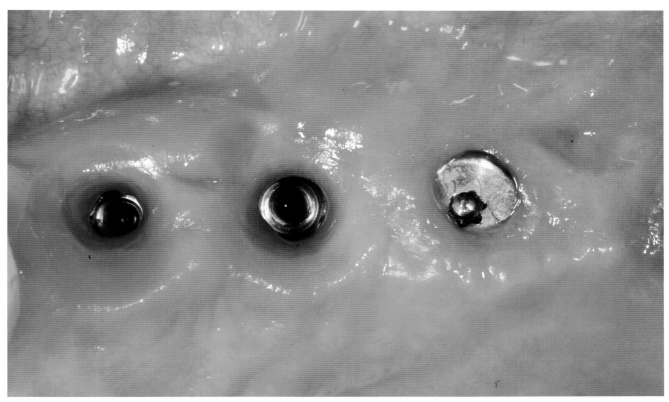

图4-138 利用新的临时义齿塑造牙龈轮廓。由于16#种植体与临时义齿无衔接，可见新形成的角化黏膜条带。

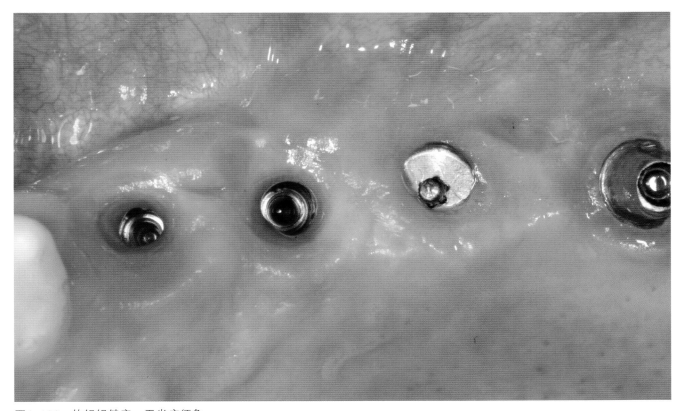

图4-139 软组织健康，无炎症征象。

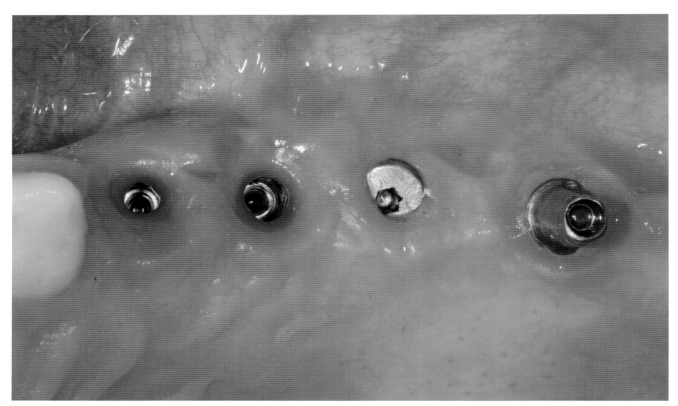

图4-140　前期植入的远中种植体周围没有骨吸收征象，因此得以保留。其在临时修复阶段具有重大意义，发挥了支持临时义齿的作用。

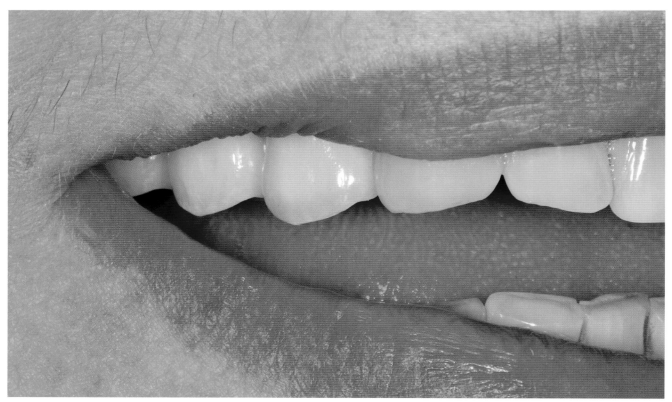

图4-141　患者微笑的细节图显示出自然美感。

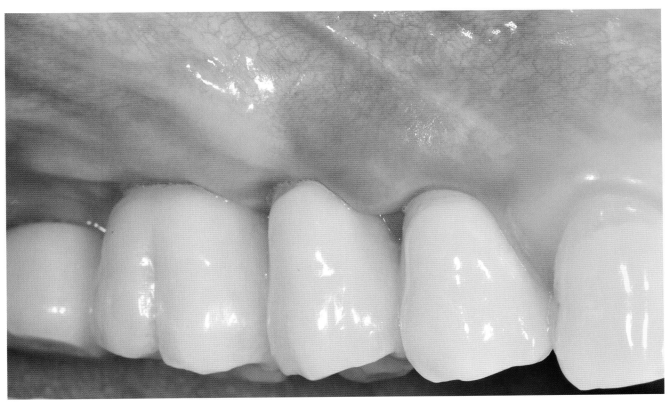

图4-142 最终的CAD/CAM全瓷修复体。龈乳头稳定、健康且自然，可见种植体周围厚实的角化黏膜。

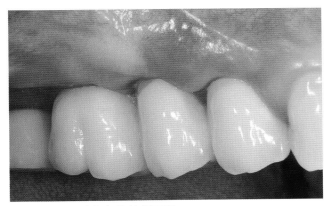

图4-143 最终修复体的颊面观。

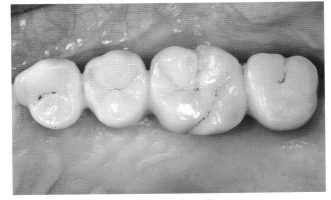

图4-144 最终全瓷修复体的咬合面观。

4.13 治疗效果

此病例充分说明了对组织再生潜力的总体评估和准确计算是至关重要的，可以突破自然规律的极限并且缩短临床治疗时间。虽然该病例再治疗过程存在一定风险，但极大程度地提升了患者治疗阶段的生活质量。

无论如何，临床医生在正式治疗前充分评估治疗的风险是非常关键的。数字化技术可以精确地评估治疗风险，但是临床医生的经验、临床技能和专业性是客观软件不可替代的。临床医生不仅要对治疗风险进行评估，还需要在手术翻瓣操作之前就预判治疗计划可能出现的变化，例如即刻负重方案是否合适。

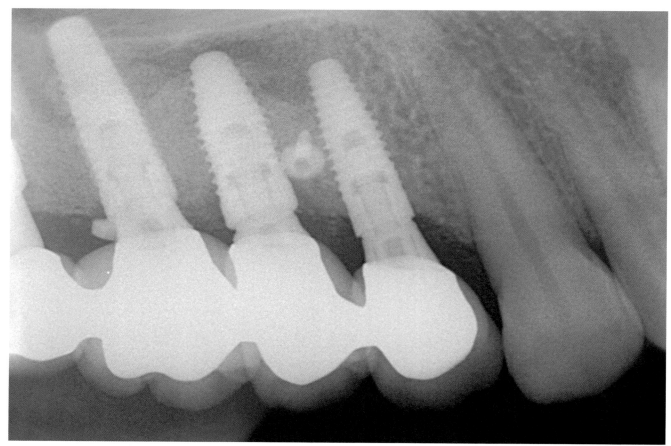

图4-145   完成最终修复的根尖X线片。

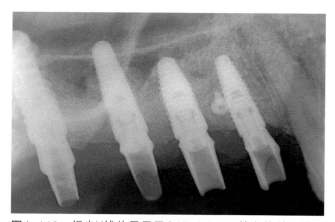

图4-146   根尖X线片显示了CAD／CAM基台的封闭性良好。

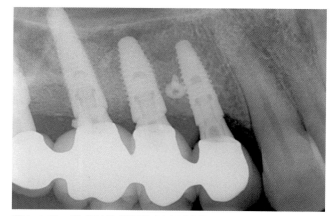

图4-147   完成最终修复的根尖X线片。

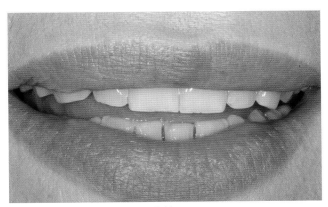

图4-148 再治疗后的最终微笑。

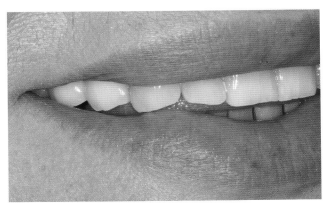

图4-149 患者微笑的侧面图。

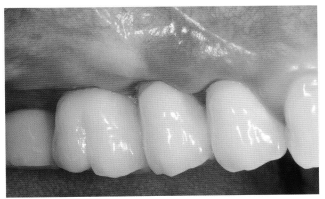

图4-150 红白美学结合的最终效果。

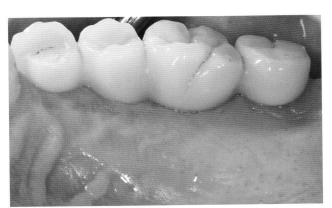

图4-151 腭侧观：软组织水平稳定后的最终修复结果。

4.14 关键信息

设计合理的初期临时修复方案可以缓解患者的负面情绪。无论如何，治疗前的风险评估是复杂病例治疗程序的重要环节，由于患者失败的口腔治疗史，后续的再治疗过程必须保证零错误，杜绝并发症的发生。此治疗方案有效地缩短了总体治疗时间，临床医生的技能和专业性是任何一种数字化工具所不可替代的。

4.15 参考文献

[1] **Abrahamsson I,** Berglundh T, Lindhe J. The mucosal barrier following abutment dis/reconnection. An experimental study in dogs. J Clin Periodontol **1997**;24:568–572.

[2] **Antoun H,** Karouni M, Abitbol J, Zouiten O, Jemt T. A retrospective study on 1592 consecutively performed operations in one private referral clinic. Part I: Early inflammation and early implant failures. Clin Implant Dent Relat Res **2017**;19:404–412.

[3] **Araujo MG,** Lindhe J. Dimensional ridge alterations following tooth extraction. An experimental study in the dog. J Clin Periodontol **2005**;32:212–218.

[4] **Bömicke W,** Gabbert O, Koob A, Krisam J, Rammelsberg P. Comparison of immediately loaded flapless-placed one-piece implants and flapped-placed conventionally loaded two-piece implants, both fitted with all-ceramic single crowns, in the posterior mandible: 3-year results from a randomised controlled pilot trial. Eur J Oral Implantol **2017**;10:179–195.

[5] **Caudry S,** Landzberg M. Lateral window sinus elevation technique: managing challenges and complications. J Can Dent Assoc **2013**;79:d101.

[6] **Chiapasco M,** Zaniboni M, Boisco M. Augmentation procedures for the rehabilitation of deficient edentulous ridges with oral implants. Clin Oral Implants Res **2006**;17(suppl 2):136–159.

[7] **Chrcanovic BR,** Albrektsson T, Wennerberg A. Bone Quality and Quantity and Dental Implant Failure: A Systematic Review and Meta-analysis. Int J Prosthodont **2017**;30:219–237.

[8] **Chrcanovic BR,** Kisch J, Albrektsson T, Wennerberg A. Analysis of risk factors for cluster behavior of dental implant failures. Clin Implant Dent Relat Res **2017**;19:632–642.

[9] **Chrcanovic BR,** Kisch J, Albrektsson T, Wennerberg A. Impact of Different Surgeons on Dental Implant Failure. Int J Prosthodont **2017**;30:445–454.

[10] **Clementini M,** Morlupi A, Canullo L, Agrestini C, Barlattani A: Success rate of dental implants inserted in horizontal and vertical guided bone regenerated areas: a systematic review. Int J Oral Maxillofac Surg **2012**;41:847–852.

[11] **Cosyn J,** Pollaris L, Van der Linden F, De Bruyn H. Minimally Invasive Single Implant Treatment (M.I.S.I.T.) based on ridge preservation and contour augmentation in patients with a high aesthetic risk profile: one-year results. J Clin Periodontol **2015**;42:398–405.

[12] **Donos N,** Mardas N, Chadha V. Clinical outcomes of implants following lateral bone augmentation: systematic assessment of available options (barrier membranes, bone grafts, split osteotomy). J Clin Periodontol **2008**;35(suppl 8):173–202.

[13] **Hämmerle CH,** Jung RE, Feloutzis A. A systematic review of the survival of implants in bone sites augmented with barrier membranes (guided bone regeneration) in partially edentulous patients. J Clin Periodontol **2002**;29(suppl 3):226–231; discussion 232–233.

[14] **Hingsammer L,** Watzek G, Pommer B. The influence of crown-to-implant ratio on marginal bone levels around splinted short dental implants: A radiological and clincial short term analysis. Clin Implant Dent Relat Res **2017**;19:1090–1098.

[15] **Jemt T,** Karouni M, Abitbol J, Zouiten O, Antoun H. A retrospective study on 1592 consecutively performed operations in one private referral clinic. Part II: Peri-implantitis and implant failures. Clin Implant Dent Relat Res **2017**;19:413–422.

[16] **Jemt T,** Nilsson M, Olsson M, Stenport VF. Associations Between Early Implant Failure, Patient Age, and Patient Mortality: A 15-Year Follow-Up Study on 2,566 Patients Treated with Implant-Supported Prostheses in the Edentulous Jaw. Int J Prosthodont **2017**;30:189–197.

[17] **Jemt T.** A retro-prospective effectiveness study on 3448 implant operations at one referral clinic: A multifactorial analysis. Part II: Clinical factors associated to peri-implantitis surgery and late implant failures. Clin Implant Dent Relat Res **2017**;19:972–979.

[18] **Jensen SS,** Terheyden H. Bone augmentation procedures in localized defects in the alveolar ridge: clinical results with different bone grafts and bonesubstitute materials. Int J Oral Maxillofac Implants **2009**;24(suppl):218–236.

[19] **Jesch P,** Jesch W, Bruckmoser E, Krebs M, Kladek T, Seemann R. An up to 17-year follow-up retrospective analysis of a minimally invasive, flapless approach: 18 945 implants in 7783 patients. Clin Implant Dent Relat Res **2018**;doi:10.1111/cid.12593.

[20] **Kornman KS,** Giannobile WV, Duff GW. Quo vadis: what is the future of periodontics? How will we get there? Periodontol 2000 **2017**;75:353–371.

[21] **Lang NP,** Löe H. The relationship between the width of keratinized gingiva and gingival health. J Periodontol **1972**;43:623–627.

[22] **Mellonig JT,** Triplett RG. Guided tissue regeneration and endosseous dental implants. Int J Periodontics Restorative Dent **1993**;13:108–119.

[23] **Moustafa Ali RM,** Alqutaibi AY, El-Din Gomaa AS, Abdallah MF. Effect of Submerged vs Nonsubmerged Implant Placement Protocols on Implant Failure and Marginal Bone Loss: A Systematic Review and Meta-Analysis. Int J Prosthodont **2018**;31:15–22.

[24] **Papaspyridakos P,** Chen CJ, Chuang SK, Weber HP, Gallucci GO. A systematic review of biologic and technical complications with fixed implant rehabilitations for edentulous patients. Int J Oral Maxillofac Implants

2012;27:102–110.

[25] **Perez AC,** Cunha Junior Ada S, Fialho SL, Silva LM, Dorgam JV, Murashima Ade A, Silva AR, Rossato M, Anselmo-Lima WT. Assessing the maxillary sinus mucosa of rabbits in the presence of biodegradable implants. Braz J Otorhinolaryngol **2012**;78:40–46.

[26] **Pjetursson BE,** Brägger U, Lang NP, Zwahlen M. Comparison of survival and complication rates of tooth-supported fixed dental prostheses (FDPs) and implant-supported FDPs and single crowns (SCs). Clin Oral Implants Res **2007**;18(suppl 3): 97–113.

[27] **Pjetursson BE,** Sailer I, Zwahlen M, Hämmerle CH. A systematic review of the survival and complication rates of all-ceramic and metal-ceramic reconstructions after an observation period of at least 3 years. Part I: Single crowns. Clin Oral Implants Res **2007**;18(suppl 3):73–85.

[28] **Sanz M,** Simion M; Working Group 3 of the European Workshop on Periodontology. Surgical techniques on periodontal plastic surgery and soft tissue regeneration: consensus report of Group 3 of the 10th European Workshop on Periodontology. J Clin Periodontol **2014**;41(suppl 15):S92–S97.

[29] **Tabanella G,** Nowzari H, Slots J. Clinical and microbiological determinants of ailing dental implants. Clin Implant Dent Relat Res **2009**;11:24–36.

[30] **Tabanella G**. "May Vitamin D Intake be a Risk Factor for Peri-Implant Bone Loss? A Critical Review". EC Dental Science 15.3 **2017**:71–76.

[31] **Tabanella G**. Oral tissue reactions to suture materials: a review. J West Soc Periodontol Periodontal **2004**;52:37–44.

[32] **Tabanella G**. The "Buccal Pedicle Flap technique" for peri-implant soft tissue boosting. Int J Esthet Dent (in press).

[33] **Theunisse HJ,** Pennings RJE, Kunst HPM, Mulder JJ, Mylanus EAM. Risk factors for complications in cochlear implant surgery. Eur Arch Otorhinolaryngol **2018**:275:895–903.

[34] **Urban IA,** Nagursky H, Church C, Lozada JL. Incidence, diagnosis, and treatment of sinus graft infection after sinus floor elevation: a clinical study. Int J Oral Maxillofac Implants **2012**;27:449–457.

[35] **Vela X,** Méndez V, Rodríguez X, Segalá M, Tarnow DP. Crestal bone changes on platform-switched implants and adjacent teeth when the tooth-implant distance is less than 1.5 mm. Int J Periodontics Restorative Dent **2012**;32:149–155.

[36] **Wang HL,** Carroll MJ. Guided bone regeneration using bone grafts and collagen membranes. Quintessence Int **2001**;32:504–515.

[37] **Zuffetti F,** Capelli M, Galli F, Del Fabbro M, Testori T. Post-extraction implant placement into infected versus non-infected sites: A multicenter retrospective clinical study. Clin Implant Dent Relat Res **2017**;19:833–840.